U0335400

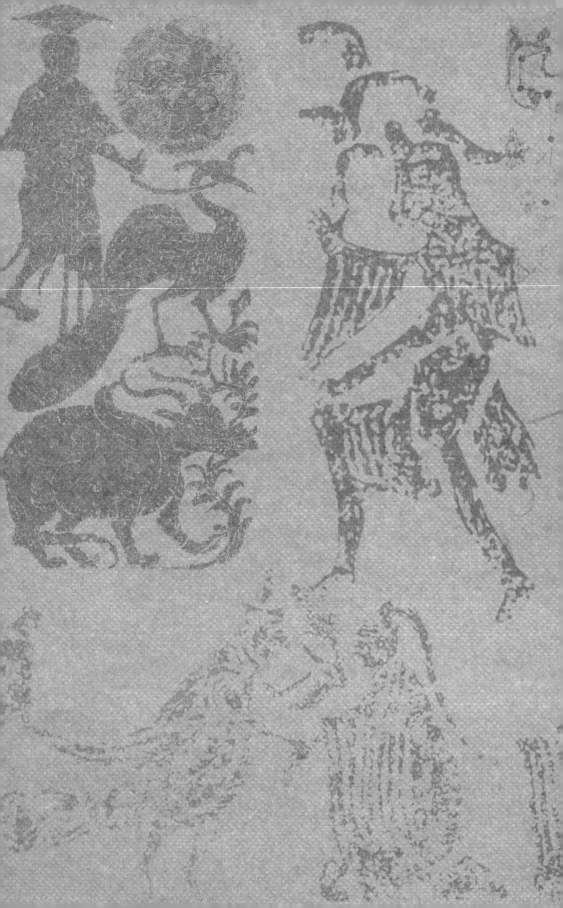

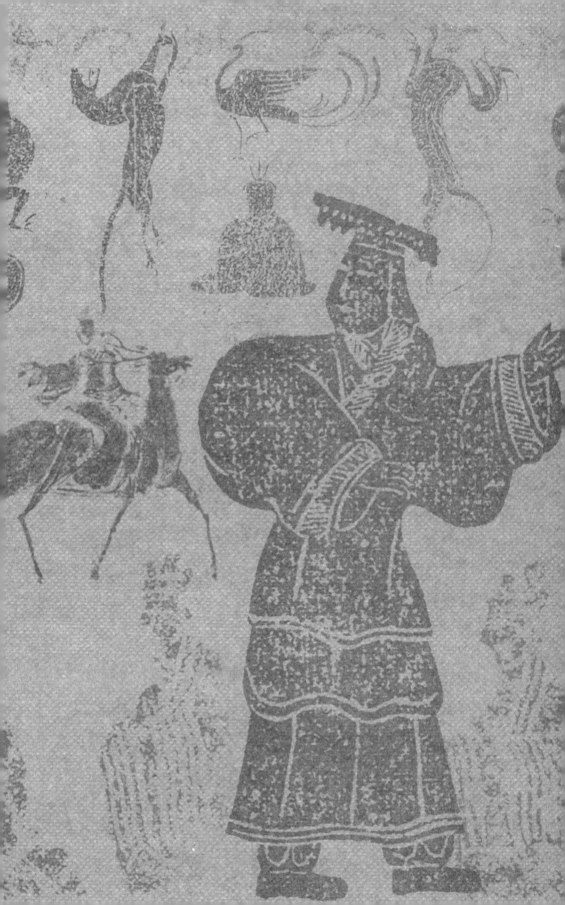

中国古医籍整理丛书

证 治 要 义

清·陈当务 撰

陈永灿 白 钰 王恒苍 校注

中国中医药出版社

·北 京·

图书在版编目（CIP）数据

证治要义/（清）陈当务撰；陈永灿，白钰，王恒
苍校注．—北京：中国中医药出版社，2015. 12
（中国古医籍整理丛书）
ISBN 978-7-5132-2942-5

Ⅰ．①证…　Ⅱ．①陈…　②陈…　③白…　④王…　Ⅲ.
①中医学－临床医学－经验－中国－清代　Ⅳ.①R249.49

中国版本图书馆 CIP 数据核字（2015）第 275904 号

中 国 中 医 药 出 版 社 出 版
北京市朝阳区北三环东路 28 号易亨大厦 16 层
邮政编码　100013
传真　010 64405750
三河市鑫金马印装有限公司印刷
各地新华书店经销
＊
开本 710×1000　1/16　印张 18. 75　字数 132 千字
2015 年 12 月第 1 版　2015 年 12 月第 1 次印刷
书　号　ISBN 978-7-5132-2942-5
＊
定价　49. 00 元
网址　www. cptcm. com

国家中医药管理局
中医药古籍保护与利用能力建设项目
组织工作委员会

项目专家组

顾　问　马继兴　张灿玾　李经纬

组　长　余瀛鳌

成　员　李致忠　钱超尘　段逸山　严世芸　鲁兆麟
　　　　郑金生　林端宜　欧阳兵　高文柱　柳长华
　　　　王振国　王旭东　崔　蒙　严季澜　黄龙祥
　　　　陈勇毅　张志清

项目办公室（组织工作委员会办公室）

主　任　王振国　王思成

副主任　王振宇　刘群峰　陈榕虎　杨振宁　朱毓梅
　　　　刘更生　华中健

成　员　陈丽娜　邱　岳　王　庆　王　鹏　王春燕
　　　　郭瑞华　宋咏梅　周　扬　范　磊　张永泰
　　　　罗海鹰　王　爽　王　捷　贺晓路　熊智波

秘　书　张丰聪

前　言

中医药古籍是传承中华优秀文化的重要载体，也是中医学传承数千年的知识宝库，凝聚着中华民族特有的精神价值、思维方法、生命理论和医疗经验，不仅对于传承中医学术具有重要的历史价值，更是现代中医药科技创新和学术进步的源头和根基。保护和利用好中医药古籍，是弘扬中国优秀传统文化、传承中医学术的必由之路，事关中医药事业发展全局。

1949 年以来，在政府的大力支持和推动下，开展了系统的中医药古籍整理研究。1958 年，国务院科学规划委员会古籍整理出版规划小组在北京成立，负责指导全国的古籍整理出版工作。1982 年，国务院古籍整理出版规划小组召开全国古籍整理出版规划会议，制定了《古籍整理出版规划（1982—1990）》，卫生部先后下达了两批 200 余种中医古籍整理任务，掀起了中医古籍整理研究的新高潮，对中医文化与学术的弘扬、传承和发展，发挥了极其重要的作用，产生了不可估量的深远影响。

2007 年《国务院办公厅关于进一步加强古籍保护工作的意见》明确提出进一步加强古籍整理、出版和研究利用，以及

"保护为主、抢救第一、合理利用、加强管理"的方针。2009年《国务院关于扶持和促进中医药事业发展的若干意见》指出，要"开展中医药古籍普查登记，建立综合信息数据库和珍贵古籍名录，加强整理、出版、研究和利用"。《中医药创新发展规划纲要（2006—2020）》强调继承与创新并重，推动中医药传承与创新发展。

2003～2010年，国家财政多次立项支持中国中医科学院开展针对性中医药古籍抢救保护工作，在中国中医科学院图书馆设立全国唯一的行业古籍保护中心，影印抢救濒危珍本、孤本中医古籍1640余种；整理发布《中国中医古籍总目》；遴选351种孤本收入《中医古籍孤本大全》影印出版；开展了海外中医古籍目录调研和孤本回归工作，收集了11个国家和2个地区137个图书馆的240余种书目，基本摸清流失海外的中医古籍现状，确定国内失传的中医药古籍共有220种，复制出版海外所藏中医药古籍133种。2010年，国家财政部、国家中医药管理局设立"中医药古籍保护与利用能力建设项目"，资助整理400余种中医药古籍，并着眼于加强中医药古籍保护和研究机构建设，培养中医古籍整理研究的后备人才，全面提高中医药古籍保护与利用能力。

在此，国家中医药管理局成立了中医药古籍保护和利用专家组和项目办公室，专家组负责项目指导、咨询、质量把关，项目办公室负责实施过程的统筹协调。专家组成员对古籍整理研究具有丰富的经验，有的专家从事古籍整理研究长达70余年，深知中医药古籍整理研究的重要性、艰巨性与复杂性，履行职责认真务实。专家组从书目确定、版本选择、点校、注释等各方面，为项目实施提供了强有力的专业指导。老一辈专家的学术水平和智慧，是项目成功的重要保证。项目承担单位山东中医药大学、南京中医药大学、上海中医药大学、福建中医药大学、浙江省中医药研究院、陕西省中医药研究院、河南省中医药研究院、辽宁中医药大学、成都中医药大学及所在省市中医药管理部门精心组织，充分发挥区域间互补协作的优势，并得到承担项目出版工作的中国中医药出版社大力配合，全面推进中医药古籍保护与利用网络体系的构建和人才队伍建设，使一批有志于中医学术传承与古籍整理工作的人才凝聚在一起，研究队伍日益壮大，研究水平不断提高。

本着"抢救、保护、发掘、利用"的理念，该项目重点选择近60年未曾出版的重要古医籍，综合考虑所选古籍的保护价值、学术价值和实用价值。400余种中医药古籍涵盖了医经、基础理论、诊法、伤寒金匮、温病、本草、方书、内科、外科、女科、儿科、伤科、眼科、咽喉口齿、针灸推拿、养生、医案医话医论、医史、临证综合等门类，跨越唐、宋、金元、明以迄清末。全部古籍均按照项目办公室组织完成的行业标准《中医古籍整理规范》及《中医药古籍整理细则》进行整理校注，绝大多数中医药古籍是第一次校注出版，一批孤本、稿本、抄本更是首次整理面世。对一些重要学术问题的研究成果，则集中收录于各书的"校注说明"或"校注后记"中。

"既出书又出人"是本项目追求的目标。近年来，中医药古籍整理工作形势严峻，老一辈逐渐退出，新一代普遍存在整理研究古籍的经验不足、专业思想不坚定等问题，使中医古籍整理面临人才流失严重、青黄不接的局面。通过本项目实施，搭建平台，完善机制，培养队伍，提升能力，经过近5年的建设，锻炼了一批优秀人才，老中青三代齐聚一堂，有效地稳定了研究队伍，为中医药古籍整理工作的开展和中医文化与学术的传承提供必备的知识和人才储备。

本项目的实施与《中国古医籍整理丛书》的出版，对于加强中医药古籍文献研究队伍建设、建立古籍研究平台，提高古籍整理水平均具有积极的推动作用，对弘扬我国优秀传统文化，推进中医药继承创新，进一步发挥中医药服务民众的养生保健与防病治病作用将产生深远影响。

第九届、第十届全国人大常委会副委员长许嘉璐先生，国家卫生计生委副主任、国家中医药管理局局长、中华中医药学会会长王国强先生，我国著名医史文献专家、中国中医科学院马继兴先生在百忙之中为丛书作序，我们深表敬意和感谢。

由于参与校注整理工作的人员较多，水平不一，诸多方面尚未臻完善，希望专家、读者不吝赐教。

国家中医药管理局中医药古籍保护与利用能力建设项目办公室
二〇一四年十二月

许 序

　　"中医"之名立，迄今不逾百年，所以冠以"中"字者，以别于"洋"与"西"也。慎思之，明辨之，斯名之出，无奈耳，或亦时人不甘泯没而特标其犹在之举也。

　　前此，祖传医术（今世方称为"学"）绵延数千载，救民无数；华夏屡遭时疫，皆仰之以度困厄。中华民族之未如印第安遭染殖民者所携疾病而族灭者，中医之功也。

　　医兴则国兴，国强则医强。百年运衰，岂但国土肢解，五千年文明亦不得全，非遭泯灭，即蒙冤扭曲。西方医学以其捷便速效，始则为传教之利器，继则以"科学"之冕畅行于中华。中医虽为内外所夹击，斥之为蒙昧，为伪医，然四亿同胞衣食不保，得获西医之益者甚寡，中医犹为人民之所赖。虽然，中国医学日益陵替，乃不可免，势使之然也。呜呼！覆巢之下安有完卵？

　　嗣后，国家新生，中医旋即得以重振，与西医并举，探寻结合之路。今也，中华诸多文化，自民俗、礼仪、工艺、戏曲、历史、文学，以至伦理、信仰，皆渐复起，中国医学之兴乃属必然。

迄今中医犹为国家医疗系统之辅，城市尤甚。何哉？盖一则西医赖声、光、电技术而于20世纪发展极速，中医则难见其进。二则国人惊羡西医之"立竿见影"，遂以为其事事胜于中医。然西医已自觉将入绝境：其若干医法正负效应相若，甚或负远逾于正；研究医理者，渐知人乃一整体，心、身非如中世纪所认定为二对立物，且人体亦非宇宙之中心，仅为其一小单位，与宇宙万象万物息息相关。认识至此，其已向中国医学之理念"靠拢"矣，虽彼未必知中国医学何如也。唯其不知中国医理何如，纯由其实践而有所悟，益以证中国之认识人体不为伪，亦不为玄虚。然国人知此趋向者，几人？

国医欲再现宋明清高峰，成国中主流医学，则一须继承，一须创新。继承则必深研原典，激清汰浊，复吸纳西医及我藏、蒙、维、回、苗、彝诸民族医术之精华；创新之道，在于今之科技，既用其器，亦参照其道，反思己之医理，审问之，笃行之，深化之，普及之，于普及中认知人体及环境古今之异，以建成当代国医理论。欲达于斯境，或需百年欤？予恐西医既已醒悟，若加力吸收中医精粹，促中医西医深度结合，形成21世纪之新医学，届时"制高点"将在何方？国人于此转折之机，能不忧虑而奋力乎？

予所谓深研之原典，非指一二习见之书、千古权威之作；就医界整体言之，所传所承自应为医籍之全部。盖后世名医所著，乃其秉诸前人所述，总结终生行医用药经验所得，自当已成今世、后世之要籍。

盛世修典，信然。盖典籍得修，方可言传言承。虽前此50余载已启医籍整理、出版之役，惜旋即中辍。阅20载再兴整理、出版之潮，世所罕见之要籍千余部陆续问世，洋洋大观。

今复有"中医药古籍保护与利用能力建设"之工程，集九省市专家，历经五载，董理出版自唐迄清医籍，都400余种，凡中医之基础医理、伤寒、温病及各科诊治、医案医话、推拿本草，俱涵盖之。

噫！璐既知此，能不胜其悦乎？汇集刻印医籍，自古有之，然孰与今世之盛且精也！自今而后，中国医家及患者，得览斯典，当于前人益敬而畏之矣。中华民族之屡经灾难而益蕃，乃至未来之永续，端赖之也，自今以往岂可不后出转精乎？典籍既蜂出矣，余则有望于来者。

谨序。

第九届、十届全国人大常委会副委员长

许嘉璐

二〇一四年冬

王 序

　　中医学是中华民族在长期生产生活实践中，在与疾病作斗争中逐步形成并不断丰富发展的医学科学，是中国古代科学的瑰宝，为中华民族的繁衍昌盛作出了巨大贡献，对世界文明进步产生了积极影响。时至今日，中医学作为我国医学的特色和重要医药卫生资源，与西医学相互补充、相互促进、协调发展，共同担负着维护和促进人民健康的任务，已成为我国医药卫生事业的重要特征和显著优势。

　　中医药古籍在存世的中华古籍中占有相当重要的比重，不仅是中医学术传承数千年最为重要的知识载体，也是中医为中华民族繁衍昌盛发挥重要作用的历史见证。中医药典籍不仅承载着中医的学术经验，而且蕴含着中华民族优秀的思想文化，凝聚着中华民族的聪明智慧，是祖先留给我们的宝贵物质财富和精神财富。加强对中医药古籍的保护与利用，既是中医学发展的需要，也是传承中华文化的迫切要求，更是历史赋予我们的责任。

　　2010 年，国家中医药管理局启动了中医药古籍保护与利用能力建设项目。这既是传承中医药的重要工程，也是弘扬优秀民族文化的重要举措，不仅能够全面推进中医药的有效继承和创新发展，为维护人民健康做出贡献，也能够彰显中华民族的璀璨文化，为实现中华民族伟大复兴的中国梦作出贡献。

相信这项工作一定能造福当今，嘉惠后世，福泽绵长。

国家卫生与计划生育委员会副主任

国家中医药管理局局长

中华中医药学会会长

二〇一四年十二月

王

序

二

马 序

　　新中国成立以来，党和国家高度重视中医药事业发展，重视古籍的保护、整理和研究工作。自 1958 年始，国务院先后成立了三届古籍整理出版规划小组，分别由齐燕铭、李一氓、匡亚明担任组长，主持制订了《整理和出版古籍十年规划（1962—1972)》《古籍整理出版规划（1982—1990)》《中国古籍整理出版十年规划和"八五"计划（1991—2000)》等，而第三次规划中医药古籍整理即纳入其中。1982 年 9 月，卫生部下发《1982—1990 年中医古籍整理出版规划》，1983 年 1 月，中医古籍整理出版办公室正式成立，保证了中医古籍整理出版规划的实施。2002 年 2 月，《国家古籍整理出版"十五"（2001—2005）重点规划》经新闻出版署和全国古籍整理出版规划领导小组批准，颁布实施。其后，又陆续制定了国家古籍整理出版"十一五"和"十二五"重点规划。国家财政多次立项支持中国中医科学院开展针对性中医药古籍抢救保护工作，文化部在中国中医科学院图书馆专门设立全国唯一的行业古籍保护中心，国家先后投入中医药古籍保护专项经费超过 3000 万元，影印抢救濒危珍、善、孤本中医古籍 1640 余种，开展了海外中医古籍目录调研和孤本回归工作。2010 年，国家财政部、国家中医药管理局安排国家公共卫生专项资金，设立了"中医药古籍保护与利用能力建设项目"，这是继 1982～1986 年第一批、第二批重要中医药古籍整理之后的又一次大规模古籍整理工程，重点整理新中国成立后未曾出版的重要古籍，目标是形成并普及规范的通行本、传世本。

为保证项目的顺利实施，项目组特别成立了专家组，承担咨询和技术指导，以及古籍出版之前的审定工作。专家组中的许多成员虽逾古稀之年，但老骥伏枥，孜孜不倦，不仅对项目进行宏观指导和质量把关，更重要的是通过古籍整理，以老带新，言传身教，培养一批中医药古籍整理研究的后备人才，促进了中医药古籍保护和研究机构建设，全面提升了我国中医药古籍保护与利用能力。

作为项目组顾问之一，我深感中医药古籍保护、抢救与整理工作的重要性和紧迫性，也深知传承中医药古籍整理经验任重而道远。令人欣慰的是，在项目实施过程中，我看到了老中青三代的紧密衔接，看到了大家的坚持和努力，看到了年轻一代的成长。相信中医药古籍整理工作的将来会越来越好，中医药学的发展会越来越好。

欣喜之余，以是为序。

中国中医科学院研究员

马继兴

二〇一四年十二月

校注说明

　　《证治要义》系清代陈当务撰。陈当务，字惠民。关于作者生平，未见记载。根据原书序言和书中内容提供的信息，可知陈氏乃抚州（今江西临川）人，生活于清康熙至乾隆时期，寿逾 70 岁，但生卒年月不详。陈氏出身官宦家庭，因家道中贫而学医。其性朴直，好学善文。业医数十年，治学严谨，博览群书，穷究医理，同时注重实践，吸收同时代名医之经验，学验俱丰。据原书记载，陈当务除撰《证治要义》以外，还著有《内经纂义》《金匮晰义》和《本草条义》，四书合为《医学四义》。

　　《证治要义》共十卷，分述辨证、论治、幼科、痘疹、脉法、妇科、药方、外科、杂证、急救等，从辨证论治到临床各科，纲目清晰，书中还涉及养生和食疗等，内容详尽，且行文朴实无华，通俗易懂。书中载方数百首，既有前人名方，亦有作者验方，且每证下多有针、灸、摩、熨等外治法，实用价值较高，对后世指导意义较强。

　　目前未见有关《证治要义》整理和研究的报道，此次我们对该书进行了全面、系统的整理和研究。根据《中国中医古籍总目》所载，《证治要义》现存版本有清乾隆四十年乙未（1775）刻本以及清乾隆五十年乙巳（1785）惠民堂刻本。目前能找到的、保存较为完整的是清乾隆五十年（1785）惠民堂刻本，上海市图书馆、辽宁中医药大学图书馆及上海中医药大学图书馆（残本）藏本均属此版本体系。因此，本次整理以上海市图书馆惠民堂刻本为底本，并参考辽宁中医药大学图书馆藏本和上海中医药大学图书馆藏本进行校勘。

关于本书的校注作以下说明。

1. 采用现代标点方法对原书进行标点。文中涉及书名或书名简称一律加书名号。原书引用古代文献，因其往往不是古籍原文，故引文只用冒号而不用引号。

2. 凡繁体字、异体字、古今字均改为通行简化字。通假字，一律保留，并出校记说明。

3. 凡底本中属一般笔画之误，如"己"与"已"、"日"与"曰"、"母"与"毋"、"炙"与"灸"等，予以径改，不出校记。

4. 中药名属于错字或前后文不统一者，均予以统一或改正，不出校记，如"石羔"改为"石膏"、"霍香"改为"藿香"、"川练子"改为"川楝子"、"园荽"改为"芫荽"、"山茨孤"改为"山慈菇"、"白芨"改为"白及"、"稀签草"改为"豨莶草"、"兔丝子"改为"菟丝子"、"青相子"改为"青葙子"等。

5. 对费解的字和词、成语、典故等，予以训释，用浅显的文句，解释其含义，对个别冷僻字词加以注音和解释。首见出注。

6. 原书中缺失且无法补上，或漫漶难以辨认者，以虚阙号"□"按所脱字数补入。

7. 原书除第七卷外，每卷前有目录，但因目录格式不统一，且内容与正文有差异，今根据正文重新整理，列于正文之前。

8. 原书每卷前有"抚州陈当务惠民甫辑　南昌任暤素思氏评点"等字样，今一并删去。

9. 原书叙及每卷标题前均冠有"证治要义"，今统一删去，仅保留卷次和标题名。

10. 原书凡例中指出，正文中方剂名称后有"厶角圈"者，在第七卷药方中均能查询到，为尊重原著，底本中方剂后有"厶角圈"者，均以"△"标出。

11. 原书凡例中每段前有"——"字线，今一并删除。

叙

　　友人陈子惠民，系前明忠臣石夫公之曾孙也。性朴直，落落不合于俗，作文章简古深纯，宗匠恒心许之。既而所遇困穷，叹曰："人苟有为于世，宁①必诗古文词哉？"乃寻购医书，闭门诵习者十三年。自将《内经》《金匮》《本草》《证治》诸书纂注，共得三十二卷，名曰《医学四义》。前大中丞②汤公闻其名而招之，款③在内署赠以叙文，欲将其书刊布。而惠民谢曰："习儒不精，仅误自己；习医不熟，则误他人。此事最为难识，敢云刊布乎哉！"公颔其言之直，余亦服其行之慎也。进而思之，殆所谓责己甚重，甘于困穷而不出者耶？将医道之微茫，必待老成而始炼达耶？抑深虑夫寒暑之不齐，造物其犹有憾耶？将六合④之广大，何在而无轶才⑤耶？书未刊而其稿在笥⑥，今又九年，复经三改，未尝以此示人，人亦不知有惠民也。去年春，其东家⑦任素思、陈俊臣辈，恐其年老而书散失，先镌《证治要义》十卷，来京求叙于余。予谓方书充栋，苟无过人之才，是不剞劂⑧可也。而今医称仁术，究未见有洞悉肺腑，是

---

① 宁：岂，难道。

② 大中丞：明清时期用作巡抚的别称。

③ 款：款待，殷勤招待。

④ 六合：指上下东西南北，泛指天下，即人世间。汉·贾谊《过秦论》："吞二周而亡诸侯，履至尊而制六合，执搞朴以鞭笞天下，威振四海。"

⑤ 轶才：超群的人才。

⑥ 笥（sì四）：盛物品的方形竹器，这里指书箱。

⑦ 东家：指东邻。

⑧ 剞劂（jījué机绝）：雕板；刻印。

不悬壶①亦可也。若喜惠民之学，辨证论治，妙义天开，能使不知医者，亦能知病之原委，诚有功于民生，不愧忠臣之后，余能不一言道之也哉。他日辀轩②采访《四义》全书，进呈内府，亦或可备医学之选，垂诸于后，是则惠民之所以留惠于民者，又非余言之可既③矣。

乾隆四十年仲秋月谷旦赐进士出身翰林院编修武英殿纂修官江南道监察御史典试江南山东副考官提督湖北学政四川道监察御史钦命巡视中城户科掌印给事中加七级年家眷弟戴第元④拜题于京城官署

---

① 悬壶：指行医、卖药。
② 辀（yóu 由）轩：古代使臣的代称。《新唐书·高季辅传》："为政之道，期于易从，不恤其匮，而须其廉，正恐巡察岁出，辀轩继轨，而侵渔不息也。"
③ 既：尽也。
④ 戴第元：字正宇，号簋圃，又号省翁，乾隆时期曾任官光禄寺少卿、太常寺少卿、太仆寺少卿等职。与其弟戴均元，其长子戴心亨和其次子戴衢亨并称"西江四戴"。

大中丞汤稼堂①老大人原序

　　事有益于人者，尽心力而为之，得失非所计也。第②恐见理不明，褊心③自恃，无益于己，而并有害于人，惟医学为最。抚属陈生见及于此，穷年苦学，博览搜罗，纂《内经》，晰《金匮》，明《本草》，定《证治》，手集三十二卷，号曰《医学四义》。旧九月揭其书，来谒于余。细阅前后意义，喜其述而不作，因是先嘉其志，序其文，招致四方能医之士相与校正，乃可信今而传后。际此人文益盛，户口益蕃，圣天子亦尝诏曰：尔等医学，当修医书。现有《御纂医宗金鉴》垂世，炳炳烺烺④，咸知所宗。而此集有本草，有脉法，亦或可附于《金鉴》之后尘。且《证治要义》一书，是言妇人小儿诸紧要事，其文明白，简易异得，家喻户晓，不为疾病所苦，斯则余之快也。若世医皆如陈生之心，为心先求学问，次乃应酬，不致贻人夭殃，斯又余之甚快也夫。

　　　　　　乾隆二十八年季春月上浣仁和汤聘题于江西官署

---

　　① 汤稼堂：汤聘，字莘来，号稼堂，浙江仁和人。乾隆时期曾在江西任职。

　　② 第：但是。

　　③ 褊（biǎn 扁）心：心胸狭窄。

　　④ 炳（bǐng 丙）炳烺（lǎng 朗）烺：文采鲜明貌。

江西巡抚部院海[1]批

　　此书到也说得道理透彻，可以保人身家性命，宜公于世。

---

　　① 海：即海成，时任江西巡抚。

序

　　医非技术之事也，其托于上世神圣者，虽不可深考，然自《灵》《素》以逮①秦越人②、张长沙③之作，其文词高古，义蕴宏弥，有学士大夫与其书而不能读者，而谓世俗粗工能习而通之可乎？既不能通晓于阴阳造化之秘，而逐逐④焉鬻技⑤以谋其生，于是乎抄撮方书，暗记歌括，比诸盲者之扣槃⑥，愚子之索骥⑦，如是而以死生寄之，不效又从而诟责之，嘻！其亦不任受也。已⑧抚州陈子惠民之言，曰古未有医而不根于儒者，明于儒则明于医矣。故其为人治病，方不泥古，制药不越常品，

---

　　① 逮：及，到。

　　② 秦越人：即扁鹊。战国时名医。《史记·扁鹊仓公列传》："扁鹊者，渤海郡郑人也。姓秦氏，名越人。少时为人舍长。"

　　③ 张长沙：即张仲景。相传曾举孝廉，做过长沙太守，所以有张长沙之称。

　　④ 逐逐：奔忙貌。

　　⑤ 鬻（yù 育）技：以技艺谋生。

　　⑥ 盲者之扣槃：喻不经实践，认识片面，难以得到真知。宋·苏轼《日喻》："生而眇者不识日，问之有目者。或告之曰：'日之状如铜槃。'扣槃而得其声。他日闻钟，以为日也。或告之曰：'日之光如烛。'扪烛而得其形。他日揣籥，以为日也。日之与钟籥亦远矣，而眇者不知其异，以其未尝见而求之人也。"

　　⑦ 愚子之索骥：按照图像寻找良马，比喻拘泥成法办事。骥，良马。明·杨慎《艺林伐山》卷七："伯乐《相马经》有'隆颡蚨日，蹄如累曲'之语，其子执《马经》以求马，出见大蟾蜍，谓其父曰：'得一马，略与相同；但蹄不如累曲尔。'伯乐知其子之愚，但转怒为笑曰：'此马好跳，不堪御也。'所谓'按图索骏'也。"骏，亦指良马。

　　⑧ 已：后来。

独沉思于杪忽①分利之间，神动天随，砉②然应手其所，先事悬记③，盖百不失一。昔许鲁斋④称李明之为医之王道，世亦以推陈子。陈子叹然不自足，顾念世俗为医者，无虑千万，其知儒者，不能一二，以其所不任受者而重寄之，而日诟责之，是可悯也。凡覃思⑤数十年，尽发诸家之藏，著为《医学四义》一书，其曰《内经纂义》《金匮晰义》者，疏通古先圣贤之蕴奥，而析合之，厘正之，此医学之星源也。其曰《本草条义》者，既知病则当知药，药或一物而异用，或异物而同功，其形色气味，疑似之间，虽古人详著之，而犹有不能尽者，条而列之，以储实用，此医家之武库也。其曰《证治要义》者，则陈子以其所得，与其所验治者，略举其端，既授之以规矩，而又以资夫隅反⑥，此医之津与筏也。盖自《四义》出，而世之儒而医者，固当相悦以解。即医而不能儒者，而陈子以平正易达之词，释奥赜难通之蕴，吾知虽世俗粗工，皆得进而与轩农⑦相揖让，若将亲聆其謦咳⑧也者，其于寄死生而济夭札⑨也，思过半矣。然则陈子之为仁术者，岂浅鲜哉。陈子好学有文，宜有所建树于当世，

---

① 杪忽：极小的量度单位。形容甚少，甚微。

② 砉（huā 花）：形容迅速动作的声音。

③ 悬记：泛指预言。原指佛遥记修行者未来证果、成佛的预言，唐玄奘《大唐西域记·迦湿弥罗国》："阿难弟子末田底迦罗汉者得六神通，具八解脱，闻佛悬记，心自庆悦，便来至此。"

④ 许鲁斋：许衡，字仲平，号鲁斋。元代理学大儒，著有《读易私言》《鲁斋遗书》等。

⑤ 覃思：深思。

⑥ 隅反：指类推，举一端即知其余。

⑦ 轩农：指黄帝与神农。轩，轩辕。

⑧ 謦咳：指谈笑，谈吐。

⑨ 夭札：遭疫病而早死。

顾脱蹝①诸生间而殚心于儒而医者，如是其功固已伟矣。抑近之学者，束三代两汉之书于高阁，而其所排纂记录，率②不越讲章墨艺之属，童而习之，至老而不迁，是犹儒之方书歌括，不知亦将有医而儒者，为之针膏肓而起废疾乎哉！陈子其无徒，为医戚戚③也。

时乾隆丁酉岁秋八月朔九豫章书院院长江宁侯学诗撰并书

---

① 脱蹝（xǐ xǐ）：同"脱屣"，比喻看得很轻，无所顾恋，犹如脱掉鞋子。汉·王充《论衡·非韩》："志洁行显，不徇爵禄，去卿相之位若脱蹝。"

② 率：大概，大略。

③ 戚戚：相亲近。

丙申年五月十六日奉

中丞大人海 批：医虽仁术，精之而活人，学之而费人。汤荡丸缓，其可尝试，诸执古方治今疾，与纸上谈兵何异。是书荟粹①良深，其于警醒俗医，益亦苦口之良药欤。原书六套，今存一套，余发还。

大宗师大人蒋 批：医道精微，本部院未识此中三昧，不便妄为序论。该生具有卓识才而尽心于斯道，与古名医相为颉颃②，亦一得也。

大方伯③大人吴 批：呈到医书候发局，核辨。

大方伯大人图 批：前缴缮④写《医学四义》八本，已缴饬局员核辨。该生又欲领回，即赴局具领其《证治要义》二套。博采群言，独抒心得，知其利济甚宏，存俟细览。

大观察大人秦 批：详阅前后议论，亦颇古致。该生既能言之，自必起而行之，如果应验，传为西江，艺术⑤可嘉也已。

---

① 粹（zuì 最）：聚集。
② 颉颃（xiéháng 斜杭）：谓不相上下，相抗衡。
③ 方伯：地方长官名称。
④ 缮（shàn 善）：抄写。
⑤ 艺术：泛指六艺以及术数方技等各种技术技能。

凡　例

是书采辑一百八十七家精义，凡列一证，先以己意，论其端次①，集古人证治，再次集今人新方。其中皆属紧要之言，人家常有之事，故名之曰《证治要义》。

是集分为十卷，首二卷辨明证候虚实，以为医学提纲。三、四、五卷幼科、痘疹、脉法，六卷妇科，七卷药方，八、九、十卷外科、杂病、急救诸方。有身家者阅此，可保性命。

每证叙明致病缘由，及病成而变之理，次论脉，次列方。令人先明其病，而后始敢用药。但言之无文，原是便于四民②之用，非敢好为其事，实因折肱③而发也。

证候难明处而辞或不能达意，必于诸书上寻出古人畅快之言，详于论后，总要理路明白，药证相对，此系性命攸关，岂敢无知妄作，故集古为是。

病情变幻无常而务识力有限，因诸友历遍名山大川，见人家常用之物可以为药救人者，相为传播。兹集其尝试而常效者，著为新方。

论病列方而不列药者，以古人一方可治数十病，而一病又兼数方，若俱列之，不胜其烦，兹将药方汇在第七卷。凡论病旁边有厶角圈者，查卷七自见。

用药不载分量者，以人有大小强弱不同，方有轻重增减不

---

① 端次：事由，原委。
② 四民：旧称士、农、工、商为四民。这里泛指民众。
③ 折肱：喻久经磨炼而富有经验。

等。若限定分量，是局人意见也，且古今时势相殊，药与人身有时更改，在医者活泼①取用。

幼孩之病，最为难识。因见时医自带药包，并不讲究证候，最为误事。今将幼科杂病，自出世以至于痘疹，尽行说出，令为其父母者，可得而保之也。

妇科自调经以至于胎产，其体与男不同者，另详五卷。其病与男相同者，俱散见于本集前后。但妇人多病，兹只述其大略。若欲详细，还要饱看诸大家书。

外科之法，全要敏捷。兹以先师传授秘方，尽行扶出。又思天下博闻广见之士甚多，或有蕴蓄奇方可以救人疾苦者，请即添刻于后，更为此集增光。

急救诸方，大而水火刀兵盗劫，小而虎咬蛇伤毒药，苟能救活，亦是阴骘②。

兹因友人任素思、陈俊臣，耕心道者，谓施药不如施方，即将此书发梓③，故勉力以应之。更有《内经纂义》《金匮晰义》《本草条义》嗣④出，统祈高明斧政，务愿执鞭⑤以从。

---

① 活泼：指灵活。
② 阴骘（zhì 至）：原指上苍默默地安定下民，转指阴德。
③ 发梓：指刻板印刷。
④ 嗣：接续。
⑤ 执鞭：表示景仰追随。

目 录

卷四 痘疹

卷一　辨证

守　身　论

先天受于父母，性命之根也。无形之火，寄于命门，以生以化，神机是也，《内经》谓之元阳。无形之水，寄于左肾，以长以立，天癸是也，《经》又谓之元阴。父母以此生我，而我又以此生儿，为元气之总司，百脉之关键。其间阴阳协和，自可百年无恙，即不服药可也。若禀气薄弱，全赖后天培植。后天者，脾胃之精气，日用饮食，相养以生，非专指乎药也。起居动作，调理合宜，不必问乎医也。惟是先天不足，后天有亏，而疾病乃作，求于医人。医者据症用药，一剂不效，转而更医，朝张暮李，谁与仔肩①。病家不知病之来路，医者不追病之去路，淹延日久，乃至颠危。嗟乎！一人之身，前有父母，后有妻孥②，与其求药于临病之日，何如保养于未病之先。保养之道非他，毋纵嗜欲，毋损天良。凡事让人一着，心平气和，长享天命。孟子曰：守身，守之本也③。

医　人　论

医道之难，非止今日，上焉者志求利达，下焉者力作生涯，界在不上不下之间，而始业乎医也。论其浅近，虽庸夫愚妇，

---

① 仔肩：担负，承担。

② 孥（nú 奴）：子女。

③ 守身守之本也：守护自己的品德节操，是爱护自身的根本。语出《孟子·离娄上》。

亦能医人；论其深奥，即名公理学①，亦莫知其所以然。其故何也？人之脏腑不同，性情各别，南北异气，饮食风俗异宜。病之深者，非一剂可愈，倘不见效，则受人之斥辱。此志士之所以不屑为也。病之浅者，药固可愈，不药亦愈，此庸愚之所以能医也。今之医者，不过为衣食起见，究竟得少失多，功不补过。且人情浇薄②，有病则相求，病愈则相弃，视医学为贱工，以服药为儿戏。若论古礼，君饮药臣先尝之，父饮药子先尝之，昭孝敬也。而今不行古礼，见药即服，因而误事者，不知凡几。更有无知妄作之徒，悬壶都市，说真卖假，逢迎于人，浅病致深，深病致死者，又不知凡几。因是而岐黄之道，几失真传。所以乡村男妇，信巫而不信医，而俗语亦曰：不药为中医。迫至病笃之日，巫医并用，而其效与不效，皆有大数存乎其间，医不必责人之礼薄，人不必责医之无良。说此以解世俗之惑。

病 人 论

从来圣人之言，能医人之心，不使至于有疾。能医心中之疾，使之潜孚默喻③，民日迁善，而不知为之者。今世岐黄家，修制膏丹丸散，究竟皆是后天作用，而非先天化神之道也。盖病由心生，孽由自作，药所治者皮毛骨肉之色身，不能治无形之七情，能治七情之郁结，不能治七情之变幻。人于幽独之中，

① 名公理学：指精通理学或有能耐的人。名公，泛指有能耐的人；理学，代指精通理学的人。

② 浇薄：指社会风气浮薄。《后汉书·朱穆传》："常感时浇薄，慕尚敦笃。"

③ 潜孚默喻：暗中信服、知晓。孚，相信。

细微之事，一入恶途，遂至丧身败行而不顾者，此病生于心也。且世有天刑之疾，自戕之疾。其天刑者，祖宗作恶多端，贻患于子孙，生来便是疲癃①残疾，有何良药可治？其自戕者，汩溺②于嗜欲，斫丧其天良，日积月累，病入膏肓，更有何药可治！此皆孽由自作也。《内经》谓忿怒伤肝，思虑伤心，饮食伤脾，烦劳伤肺，淫欲伤肾。此五伤者，有动乎中，必摇其精，而况思其力之所不及，忧其智之所不能，径情以往，宜其陷于死亡。今所论者，劝人及早回头，未病则先绸缪，已病亦勿怨尤。在妇人孩子昏愚无知之辈，固不知病从何来。若男子明白人，岂不知从前所作者何事，今所受者何病，幸而不死，犹可转移，而转移之方，不在祈禳祷祝③，亦不在圭匕④药汤。惟洗心涤虑，悔过自新，则可转祸为福。故曰圣人能医人心也。今集寿夭论于后。

寿　夭　论

天地鼓荡万物，无不生化于其间。而其命之修短，亦第⑤因物付物而已矣。夫天下之至长年者，莫如龟鹤，而其最易化者，莫如蜉蝣。虽久暂各殊，实大气使之然也。人在大气之中，男男女女，终日急急攘攘，究竟寿者自寿，而夭者自夭，贤者

----

①　疲癃：古代以成年男子高不满六尺二寸者为疲癃。《文献通考·户口一》："如淳曰，律：年二十三傅之畴官，高不满六尺二寸以下为疲癃。"这里指先天不足之人。

②　汩（gǔ古）溺：沉迷。

③　祈禳祷祝：向神灵祈求消灾赐福。禳，祈祷消除灾殃、去邪除恶之祭。

④　圭匕：指代量取药物的容器。圭，古代的容量单位（一升的十万分之一）；匕，指勺、匙之类的取食器具。

⑤　第：仅，只是。

自贤，而愚者自愚，又岂非造物使之然与？务尝谓人生如五金八石，若生来是玉，弃之竟不为石；生来是石，琢之亦不成玉。试观盗跖①之与圣人，善恶原不类也。彭祖寿年八百，颜子寿不半百，而孟子谓颜氏之德，同于禹稷②，并未云彭祖为何如人。此岂可以寿数论之哉？又见人之将死，必由疾病以发其端，而医者不识四诊五过③之法，病家只云七情六气之灾，尽力祈禳方药，求其多活一时而不能者，而又何说乎？且夫血肉之躯，无有不死，但能成一好事，则死有余荣，不能成一事，虽生亦何补。若史册所载元恶大憝④，至今犹令人唾骂，曾不若龟鹤蜉蝣之得优游适性于天地间也。然欲得其适性之道，请自修身始，而修身之道，又请熟读《卫生歌》。

卫　生　歌

真西山⑤曰：万物惟人为最贵，百岁光阴如旅寄，自非留意修养中，未免疾病为身累。何必餐霞⑥饵大药，妄想延龄如龟鹤，但于饮食嗜欲间，去其甚者为安乐。卫生切要知三戒，大怒大欲并大醉，三者若还有一焉，必定损坏真元气。贪得无厌志莫伸，用心无益反伤神，精血消磨都不计，更复何能保此身。心若太用用则竭，力若太劳劳则歇，神若太伤伤则虚，气

---

① 盗跖（zhí 直）：盗贼或盗魁的代称。

② 禹稷：指夏禹与后稷。夏禹、后稷受尧舜命整治山川，教民耕种，称为贤臣。

③ 四诊五过：医生诊察疾病的方法。四诊，望闻问切；五过，应是《素问·疏五过论》中诊病常见的五种过失。

④ 元恶大憝（duì 对）：指元凶魁首。元恶，首恶；憝，奸恶。

⑤ 真西山：真德秀，字景元，后更为希元，号西山。南宋大臣。著有《卫生歌》。

⑥ 餐霞：餐食日霞，指修仙学道。

若太损损则绝。视听言动不可久，五劳七伤从此有，手足亦欲亲小劳，譬如用物常不朽。太饱伤脾饥伤胃，太渴伤血并伤气，饥餐渴饮得其宜，勿令膨胀损心肺。春寒莫放绵衣薄，夏月汗多须换着，秋冬身冷渐加衣，莫待病时才服药。惟有夏月难调理，内有伏阴忌凉水，瓜果生冷勿沾唇，免致秋来成疟痢。伏阳在内冬三月，切忌汗多泄精气，阴雾之中勿远行，雨雪风霜宜回避。声色虽云属少年，稍知樽节①乃无愆，秘精息气依人教，莫使烟花风月残。恩爱牵连不自由，名缰利锁②几时休，放开此见须是福，一旦无常万事休。身安寿永事如何，胸次攸然积善多，惜命惜身兼惜气，请君熟读卫生歌。嘘呵呼嘻吹及呬，养气之人分六字，果能依得歌中言，旧病新疴皆可治。

卫 生 诗

自家心病自家知，起念还当把念医。只是此心生此病，心安那有病来时。

我有灵丹一小锭，能医世上昏迷病。此心静养自安然，管取年高又接命。

杂念由来业障多，憧憧扰扰竟如何。魔来自有天君遣，引入太虚安乐窝。

四海遨游养浩然，心连碧水水连天。津头自有渔郎问，洞里桃花日日鲜。

当务心记曰：天下之最贵者，金也。金能生水，水生木，木生火，火生土，土复生金，五行不可缺一。而惟肺金为元气

---

① 樽节：约束。
② 名缰利锁：指争名夺利，为名利所束缚。

之主帅，使肺金能生肾水，母能令子实，《内经》谓之阴精所奉其人寿也。若肺金不足，则心火脾土皆失仰赖，既无以制东方肝木，又无以服南方心火，则火日胜而水日败，《经》又谓之阳精所降其人夭也。故金气充足，如富贵之家，无所不有；金气不足，如贫士颓然丧气，一无所获。此养气之秘诀也。

养　肝

肝主东方生发之气，色青属木，胆气附于其中，人之节操，大概由此见也。本经无病，则发荣爪华，肌肤润泽；有病，则颜色憔悴，发落爪枯，肝郁则生风，或为筋脉拘挛，或为纵弛不收，皆其本病也。盖木郁由于肾水不济心火，以盗其气，今欲养肝，但滋肾水。又要心平气和，性宽量大，忿怒不作，夜气以存，而风自息。《经》曰：木郁达之。使之条达而致和平。此之谓也。

养　心

心为一身之主宰，善恶生死之关头也。盖一念萌动于中，六欲纷扰于外，五内颠倒而病起矣。老子曰：人神好清而心扰之，人心好静而欲牵之。常能遣其欲而心自静，澄其心而神自清，自然六欲不生，三毒消灭。孟子曰：养心莫善于寡欲。此一句胜于用药百倍。盖寡欲工夫，非虚无寂灭之谓，凡事皆在伦常物理①，上无贪求必得之意，则性情皆得其正而心养矣。

养　脾

脾主赞育之权，助胃以行其气，精神血脉所由生也。盖脾

---

① 物理：事物的内在规律或道理。

如薪，胃如釜，健行不息，则饮食之精液布于周身而应万事；饮食之糟粕化为大小便而出。本气和平，则手足温，肌肉丰满。本经有病，则肌肉消瘦，食物不化。欲养其脾，先调五味，不可太饱，又不可太饥。《经》曰：忧思抑郁则伤脾。此脏喜燥恶湿，喜温恶寒。凡起居动作、一切不洁之食及焦劳困苦之事，皆不可犯，则脾气养矣。

养肺

肺为五脏华盖，统领一身之气。其气清者，面色白滑，声音响亮；浊者，气息喘粗，喉音窒塞。欲养肺者，要先平气。《经》曰：怒则气上，喜则气缓，悲则气消，恐则气下，惊则气乱，劳则气耗，思则气结。七情所感，无不关系于肺，况肺为娇脏，何能受此七情戕贼乎！修养家教人运气，然必得传授，乃为有益。不若孟子之善养浩然，可以塞天地而配道义。今人不能如此，但得捐其忿怒，戒其火性，则肺养矣。

养肾

生人之始，先有两肾。天一生水，坤六成之之义，于此起也。肾有二枚，左主北方癸水，右主命门相火，水火合德，则化精化气，以灌溉周身。水火相乖，则为热为寒，而诸病起矣。盖水为阴之根，火为阳之本，二气以肾为宅，潜伏于中，凝然不动，是以足供一生之用而无穷也。惟欲火扰乱，根本动摇，生机夺矣。故修身人，澄心遏欲，培植根本，则成仙成真之道，又岂可量哉！

任素思曰：五志之火皆起于心，故忧动于心则肺应，思动于心则脾应，怒动于心则肝应，恐动于心则肾应。故养生家善保此心，则志意和，魂魄定，五脏安宁，疾病不作。

望 气 色

人有宗气、营气、卫气、脏腑经络之气，充周磅礴①，包举一身，如海之载地以出也。分之则各有所主，合之则出于一源。所谓一源者，以肾主水，水主气，生禀重厚者则多寿，浅薄则夭折。凡人动作纷纭，无非气之贯彻②也。但气不可得见，而所见者色耳。《素问经》曰：青欲如翠羽，不欲如败草；黄欲如蟹腹，不欲如枳实；赤欲如鸡冠，不欲如衃血③；白欲如豚膏④，不欲如枯骨；黑欲如乌羽，不欲如烟煤。《灵枢经》曰：肺病色白而毛败，心病色赤而络脉溢，肝病色苍而爪枯，脾病色黄而肉蠕动，肾病色黑而齿槁。《寿夭刚柔篇》曰：凡相五色之脉，方广光滑者吉，耳轮枯暗者凶。赤色出于两颧，大如拇指，虽愈必死，黑色出于天庭，大如拇指，必不病而死。今人不得先圣真传，又无慧心慧眼，但见肌肤滑泽，便谓之吉，颜色憔悴，便谓之凶。殊不知外现之色，若天上浮云，乍聚乍散，而皮里之生机活色，全从元气发出来。果尔时至气化，英华发越，气色活活泼泼，斯谓之吉；青赤骤侵，垂头丧气，神思昏昏沉沉，斯谓之凶。望皮外甚易，望皮里甚难。是必习见其人，候其脉，察其语言动静，而后断以死生，庶不蹈于风鉴⑤之流也。

---

① 磅礴：充满。
② 贯彻：贯通。
③ 衃（pēi 胚）血：凝固呈赤黑色的败血。
④ 豚膏：猪肉中白色的脂肪。
⑤ 风鉴：指以谈相论命为职业的人。

又曰：凡看病人，外感气色多黯滞，内伤气色多娇嫩。其人瘦而色黄者，病在营分；人肥而色白者，病在卫分。满脸通红而气盛者火也，红而兼黄者湿也。有病而两颊似桃花者，仲景谓之戴阳证，下虚故也。色白者气虚也，白兼黄者血虚也，黄兼青者阳虚也。面目浮肿者肝肾弱也，两颧红如胭脂者相火动也。无病而天庭见黑色者大凶，有病而赤脉贯瞳子者必死。久病而不改平日容颜者，虽困无害，病剧而色渐转苍黄者，为欲愈。

闻 声 音

语言清亮如洪钟者，即在贫贱忧患中，而可卜其为有福也。若重浊短促，则可知其不祥矣。《内经》以宫商角徵羽之五音，配脾肺肝心肾之五脏，以变动主病，亦是以理度之耳。不若后人捷径，谓脾病者气不足以息，肺病者喘急太息，肝病者多怒骂詈，心病者发狂喜笑，肾病者言语退缩，是以听声而知五脏之病也。《金匮》更有深焉，谓语声寂寂然喜惊呼者，骨节间病；喑喑然不彻者，胸膈间病；啾啾然细而长者，喉中病。是又以听声而知三焦之病也。《经》又谓声如瓮中出者，是伤湿也；言而微，终日乃复言者，此气夺也；骂詈不避亲疏者，此神明乱也。而务于诊治中，听其言出爽快者为外感，声怯而细者为内伤，里有燥屎者多谵语，中气不足者是郑声。其人长大而声细者，寿年不永；人身矮小而声洪者，寿年必高。久病而声不改者，其中气犹在；初病而即声嘶不语者，必元气受伤。至于男妇老少之音，虽愚人亦能隔垣而知之也，而况于医乎？

问 病 情

礼曰：入国问俗，入家问讳，上堂问礼。临病人问所便，便者欲知其饮食起居，如何则烦恼，如何则快活，且以占其中脏之虚实。如平日可食寒凉，则知用药不宜辛热；平日可食辛热，则知用药不宜寒凉。再又问其起病是何日，病重是何时，现今口渴否，心烦否，腰脊痛否，骨节酸否，胸胁胀满否，大小便利否，能饮食否，能安睡否，曾经服药否，曾有宿疾否。男人问其有房事否，有郁气否。女人问其有胎孕否，有淫带否。童子问其有积滞否，有泄泻否，曾受恐吓否。劳役人问其汗出多否，曾受饥寒湿热否。安逸人问其有拂逆否，曾伤酒色财气否。此皆可以直问。惟寡妇闺女尼僧，隐情不可问者，必于尊人前转为致意，体贴人情，则问者不费力，而听者不厌烦。此可比之法官讯狱，着力勘问，不得其情，闲言冷语，反得其实。可恶是医家不及详问，病家模糊答应，反以诡言试医高下。如妇人协孕①，男子失精，不肯直言，误事非小。今特劝人保重性命，有事要明言，医者好着意，则不至于错误。

审 营 卫

《灵枢经》曰：营气者，水谷之精气也，调和于五脏，洒陈于六腑，泌其津液，注之于脉，化而为血，以荣四末焉。卫气者，水谷之悍气也，其气慓疾滑利，而先行于皮肤分肉之间，薰于肓膜，散于胸中而不休者也。务按：营出中焦，故气之清者为营。卫出下焦，故气之浊者为卫。并行不悖，如环无端，人之动作云为②，赖此以为之主。一有偏胜，疾病

---

① 协孕：怀孕。协，怀抱。
② 云为：言论行为。《易·系辞下》："变化云为，吉事有祥。"孔颖达疏："或口之所云，或身之所为也。"

作焉。卫偏胜则身热，热则腠理开，喘粗为之俯仰，汗不出、齿干、烦冤①。营偏胜则身寒，寒则汗出身清冷，数栗而厥。盖营主血主阴，内主五脏。卫主气主阳，内主六腑。凡人面黄肌瘦，泻利滑精，知为营病。体肥骨弱，汗出恶寒，知为卫病。若营卫之气不行，则水浆不入，形体不仁；营卫之气泣除②，则气血自乱，神去不可复收。故能调和营卫者，是即治病之本也。

察 舌 胎③

心气通于舌，胎者外邪与痰饮留结而成也。凡病邪在表，舌必无胎，及其入里，则生胎矣。胎色浅白，病犹轻也；胎黄而涩，内有热也；黄而带滑，内有湿也。若由白而转黄，由黄而转黑，病势重矣。实热重，则煤黑焦枯，或生芒刺，其人口臭气粗，喜冷恶热，此是阳火烁干津液，应在承气诸汤着想。虚寒重，则紫黑滑润，不渴不燥，亦无芒刺，其人闭目嗜卧，少气懒言，此是阴阳亏竭，应在理中诸汤着想。既有舌胎而口苦者，是心移热于胆而肝脾虚也；口燥者，是真阴不足而肝肾虚也。

---

① 烦冤：中气郁结之证。《医宗金鉴·运气要诀·五运客运太过为病歌》："飧泄食减腹支满，体重烦冤抑气升。"注："烦冤者，谓中气抑郁不伸故也。"

② 泣除：即涩储，指壅滞不通。《素问·汤液醪醴论》："嗜欲无穷，而忧患不止，精气弛坏，营泣卫除。"泣，通"涩"，《六书故·地理三》："泣，萱曰：又与涩通。"除，通"储"，清·朱骏声《说文通训定声·豫部》："除，假借为储。"

③ 舌胎：舌上的垢腻。《金匮要略·痉湿暍病脉证治》："舌上如胎者，以丹田有热，胸上有寒。"

辨 鼻 准

鼻为中央戊土，开窍于肺，主气息呼吸出入之道。内有热者气息粗，内有寒者准头冷。《金匮经》云：鼻头色黄，小便必难，色青为痛，色赤为风，色黑为寒，色鲜明者，有留饮。此以一鼻而分风寒湿热之症，古人细心如此。务今验之症候，鼻名天牝，其经络系于阳明，自山根以上，则连太阳督脉，上通于脑。故浊涕涓涓而气臭者，谓之脑漏，内生息肉而齆①塞者，谓之齆嚏，肺寒则流清涕，肺热则流浊涕，风热之极，其孔必张。若烦躁不寐，气息喘急者，必出鼻血，《经》谓目瞑，剧者必衄，阳气重故也。若满面如烟煤，准头翕翕而孔张者，是肺绝之候。

殷吉人曰：望闻问切四字，乃治病之大纲。今世士夫家，先请一医，再请二三商酌，以示慎重。或医宠姬爱女，幪②颈遮面，是色不可望见，及有问而又不答，是声不可得闻，傍人代为言之，云其病当用某方，及用其方而不效，是失望闻问切之法也。然而碌碌庸流，即有此四法而不能用，是又何补焉。

寒 证 辨

平素阳虚之人，面色青，鼻端冷，手足畏寒，偶食冷物，即胸膈痞闷，腹内常时冷痛，或呕吐吞酸，大便溏粪，小便清白。东垣云：寒极而成厥逆者，有阴无阳也，口虽渴而不欲水，水到喉即呕。景岳云：舌头红润，口有痰涎，脉来沉数微弱者，

---

① 齆（yà 亚）：鼻。

② 幪（méng 萌）：古代称帐幕之类覆盖的东西，在上的叫幪。此处用作动词，指用帐幕覆盖。

此真寒也。

热 证 辨

时令之热伤于外，饮食之热积于中。其人气粗面赤，舌上干燥，或生芒刺，牙龈红肿，口出臭气，身热不欲近衣，扬手掷足，怒目而视，饮水多而不厌，或大便闭结，小便赤涩。东垣云：热盛而有厥逆者，阳极似阴也。河间云：脉来滑实有力，气燥急多烦，或绕脐硬痛拒按者，皆热病也。

虚 证 辨

身体薄弱，神志怯懦，饮食不能过多，作事不耐劳苦，气息短促，精彩①浮露，皆虚证也。阳虚则外寒，阴虚则内热，营虚则多汗，卫虚则怕风。中气下陷，手足酸软，若有疾病，饥时则甚，饱则稍可；若有痛处，逢冷则苦，得暖则快。丹溪云：虚人得病甚易。汪机云：此于幼稚老年之人，更宜斟酌。

实 证 辨

形气色脉，皆雄壮有力。《经》云：邪气盛则实，或犯天时客气，或犯水土瘴气，或犯食物毒气。表邪实者无汗，里邪实者硬结。若有食积，必胀满痞坚。若有痛处，其痛不可手按。抱朴子云：阳邪实者恶热，阴邪实者痞硬。在上宜吐，在中宜消，在下宜泻，不可稍留根株，变生别病。

表 证 辨

伤于外邪，皆为表证。身体重着，面带滞色，头痛发热，

---

① 精彩：精神风采。

骨节酸痛。风伤于卫，鼻多喷嚏，身上有汗，舌上无胎，脉不浮紧，其病为轻。寒伤于营，不能饮食，身热无汗，舌生黄胎，脉浮而紧，其病为重。看其风寒湿热之孰多孰少，人之老少强弱不同，或轻散，或重散，或温中托里，为不散之散，或滋阴助阳，为云蒸雨化之散，起首一错，变病不可胜言。

里 证 辨

病人能食而胸膈宽舒者，无里证也。或病外感而小便清利者，邪不及于里也。若见舌生黄胎，或口苦、咽干、呕吐、泄泻、胸前痞闷，是邪将欲入里矣。又或烦躁不眠，腹胀喘满，发热汗出，脉滑而实，是邪已入于里矣。里邪内结，可下之也。伤于积滞者，宜攻之逐之；伤于湿热者，宜清之利之。

燥 证 辨

平素阴虚血弱，外感时令之燥气，即鼻塞声重，口干舌燥，夜不得眠，小便赤涩，大便不通，或喉闭失音，或咳嗽喘满，皮肤干涩，身热无汗。治宜轻扬温润之药，利肺疏肝为主。若内伤燥气，食少痰多，气虚中满，或中风不语，麻木不仁。治宜滋阴补血之剂，温肾救脾为主。

湿 证 辨

湿病当分内外，凡动作劳苦之人，冲风冒雨，汗出沾衣，或坐卧湿地，此湿从外入也。宜从汗解，其汗要出得透彻。若身耽逸乐之人，好酒贪花①，食物无度，因而黄疸肿胀者，此

---

① 贪花：追求男女风情之事。

湿从内生也。宜从利解，其利要分寒热两种，寒湿于利药中加补脾温肾之剂，热湿于利药中加清肺泻心之剂。

陈俊臣曰：治病识此八法，则不至于颠倒错乱，此惠民所以分条说出，令览者明之于心，俾得实用。俊心亦觉快矣。然天下高明甚多，见此八条，再为增补，各树伟义，则斯道愈见昌明，慰矣慰矣！

阴阳辨证

病出千态万状，不可端倪，而欲揭其要领，惟阴阳二字，足以尽之。《经》云：阳虚则外寒，阴虚则内热。阳微不能呼，阴弱不能吸。阳病不能俯，阴病不能仰。此可于呼吸俯仰之间而辨之也。又云：多言者为阳，郑声者为阴。喜明者为阳，欲暗者为阴。此又于言语喜恶之间而辨之也。《中藏经》曰：阳生于热，热则舒缓。阴生于寒，寒则拘急。以言其虚，则阳病者旦静，阴病者夜宁。阳虚则暮乱，阴虚则朝争。以言其实，则阳邪实者，朝重暮轻。阴邪实者，朝轻暮重。是又于寒热轻重之间而辨之也。夫医者意也，以意度其病情也。今世既无隔垣洞悉之人，求之时流，不过见病治病，读得几首汤头，识得几味药性，便即悬壶都市，动称时医，概置古书于不用耳。务深悉其弊，用心于是者五十余年，虽穷愁困苦，未尝一日相离，因是自著《内经纂义》《金匮晰义》《本草条义》《证治要义》，欲与病家、医家，同心商酌，不论男妇大小等病，只要分得阴阳明白，则症候自见，虚实自分，非敢卖弄所长，亦抵以补浮生之拙而已矣。

脏腑虚实辨证

华元化①曰：病有脏虚脏实，腑虚腑实，上虚上实，下虚下实，状各不同，宜深消息。肠鸣走气，足冷手寒，食不入胃，吐逆无时，皮毛憔悴，肌肉皴皱②，耳目昏塞，语声破散，行步喘促，精神不收，此五脏之虚也。饮食过多，大小便难，胸膈满闷，肢节酸痛，身体沉重，头目昏瞀，唇口肿胀，咽喉闭塞，肠鸣气急，皮肉不仁，暴生喘乏，偶作寒热，疮疽并起，悲喜时来，或自痿弱，或自高强，气不舒畅，血不流通，此五脏之实也。皮肤搔痒，肌肉䐜胀，食物不化，大便滑而不止，诊其脉，轻手按之滑，重手按之平，此乃腑虚也。头疼目赤，皮热骨酸，手足舒缓，血气壅塞，咽喉肿痛，丹瘤更生，轻按之痛，重按之快，饮食如故，此乃腑实也。颊赤心忪，举动颤栗，语声嘶嗄③，唇焦口干，喘乏无力，面少颜色，颐颔肿满，诊其脉，左右寸口弱而微者，上虚也。胸膈痞闷，头目碎痛，饮食不下，脑顶昏重，咽喉不利，涕唾稠黏，诊其脉，左右寸口沉结实大者，上实也。大小便滑，饮食进退，腰脚沉重，如坐水中，行步艰难，气上冲胸，梦寐危险，诊其脉，左右尺中滑而弱者，下虚也。大小便难，饮食如故，腰脚酸重，脐腹疼痛，气上冲胸，诊其脉左右尺中伏而涩者，下实也。

表里虚实辨证

张景岳曰：表邪实者，或为发热身痛，或为恶热掀衣，或

---

① 华元化：华佗，字元化。东汉末医学家。
② 皴皱（cūn 村）：褶皱干裂。皱，干裂。
③ 嗄（shà 煞）：嗓音嘶哑。

为恶寒鼓栗。寒束于表者无汗，火盛于表者有疡。走注而红肿者，知营卫之有热；拘急而酸痛者，知经络之有寒。

表气虚者，或为多汗，或为内栗，或为怯寒，或为目暗羞明，或为耳聋眩运，或肢体间有麻木，或举动不胜劳烦，或为皮毛枯槁而肌肉消削，或为颜色憔悴而神志索然。

里邪实者，或为胀为痛，或为痞为坚，或为闭为结，或为喘为满，或懊憹①不宁，或烦躁不寐，或气积血聚，结滞腹中不散，或寒邪热毒，深留脏腑之间。

里气虚者，为胆怯心跳，为神魂不宁，为津液不足，或为饥不欲食，渴不欲饮，或畏张目而视，或闻人声而惊。上虚则饮食不化，或呕吐，而气虚中满；下虚则二便不禁，肛门脱出，而泄泻遗精。

上下寒热辨证

朱丹溪曰：热在外者，发热头痛，揭去衣被，或丹肿斑黄，诸痛痒疮疡。热在内者，气急吼喘，躁扰狂越，或瞀闷胀满，烦渴喜冷。热在上者，唇焦舌黑，头痛目赤，或逆气上冲，或喉痹齿痛。热在下者，腰足肿痛，二便不利，或腹痛遗精，溲浑便赤。寒在外者，颜色青惨，四肢冷厥，或憎寒恶热，面目虚浮。寒在内者，恶冷喜热，腹内肠鸣，或恶心呕吐，或胃脘疼痛。寒在上者，饮食不化，吞酸冷咽，或为嗳腐吐哕，其则噎膈。寒在下者，膝寒足冷，泻利鹜溏，清浊不分，或阳痿遗尿。

---

① 懊憹（náo 挠）：烦乱。

五 邪 辨 证

陈藏器曰：邪在肝，两胁急引少腹，痛连阴股。邪在心，掌中热，痛彻胸背，咽干目赤。邪在脾，如锥刺心，腹胀满，膈闷咽塞。邪在肺，短气不足以息，季胁痛，胸满心烦。邪在肾，腰脊伛偻①，善瘘疭，心悬若饥。此五邪为病，宜急治之。肺病宜清润，不宜升浮。心宜养营，不宜耗散。脾宜温中，不宜酸降。肝宜疏利，不宜滞涩。肾宜补水，不宜克伐。

《金匮》② 六经辨证

太阳经病，头项痛，腰脊强，发热，恶寒，无汗，遍身骨节皆痛，脉浮大者，以太阳经由脊背连风府，故有是证。

阳明经病，身热，目疼，鼻干，不得卧，大便不通，小便赤涩，脉洪而长者，以阳明主肌肉，其脉夹鼻络于目。

少阳经病，胸胁痛，耳聋，往来寒热，口苦而呕，咽干，目眩，脉弦而数，以少阳之脉，循胁络于耳③前。

太阴经病，腹满而吐，食不下，嗌干，手足自温，或自利不渴，脉沉而细，以太阴之脉，布胃中，络于嗌。

少阴经病，口燥舌干，或自利而渴，或欲吐不吐，引衣倦卧，心烦，但欲寐，脉沉微，以少阴脉贯肾，络于肺，系舌本。

厥阴经病，烦满，囊缩，气上撞心，心中疼热，消渴，饥不欲食，食则吐蛔，脉沉而弦，以厥阴之脉，循阴器而络于肝。

---

① 伛偻（yǔlǚ 雨吕）：脊梁弯曲。
② 金匮：下文具体论述六经辨证，故这里指《伤寒论》。
③ 耳：原作"目"，据《素问·热论》"三日少阳受之，少阳主胆，其脉循胁络于耳，故胸胁痛而耳聋"改。

周廷秀曰：惠民注有《金匮晰义》全书，兹但述其大略，以便记诵。凡病初起，看其是属何经，是循何脉，即遵其经为治，而以本病药佐之。此法不论男妇内外大小等病，皆可以为范围。

发汗有六要五忌

张景岳曰：汗由津液所化，其出自阳，其源自阴。若肌肤秘密，营卫不行，非用辛散，则玄府不开而汗不出，一要也；火邪内燔，血干液涸，非用清凉，则阴气不润而汗不出，二要也；阴邪闭塞，阳气不达，非用辛温，则凝滞不开而汗不出，三要也；营卫不足，根本内亏，非用峻补，则气血不充而汗不出，四要也；邪在膈上，遮蔽阳道，不施涌吐，则清气不升而汗不出，五要也；邪在阳明，胃气壅塞，不行攻下，则浊气不降而汗不出，六要也。又虚热在表，内无实火，大忌寒凉。元气本弱，正不胜邪，大忌消耗。实邪结聚，伏火内炎，大忌温补。中虚气馁，常时有汗，大忌发散。形寒气冷，下焦不固，大忌攻伐。

攻下有五要六忌

务续之曰：无病人，饮食入胃，精液化而为气血，糟粕化而为二便。有病人，精液化而为痰涎，糟粕窒塞于中，不攻去之，食难再入。人知凉药可攻大便，而不知六淫之邪，皆能令人闭结。如风淫所胜，烁干津液，大便滞涩，不去其风，终难得下，一也；寒淫所胜，冻水为冰，无阳以化，不散其寒，亦难得下，二也；脏燥人，素有脾约症，大便三五日一行，偶有疾病，即行润燥，而病可愈，三也；酒客病，煿炙不离于口，热积于内，引水自救，急解其热，乃得安宁，四也；伤寒邪在阳明，潮热多汗，狂越躁扰，夜不能寐，急用承气诸汤，挽回津液，五也。至若脏寒之人，中气虚弱，常有呕吐，虽有阳明，不可攻下。或素有痞气疝气者，古法禁攻。而亡血失精者，今人忌下。又老稚气血薄弱，久病元气受伤，及真寒假热等症，皆忌攻下。

内伤外感辨证

李东垣曰：左人迎脉主表，右气口脉主里。内伤则气口大于人迎；外感则人迎大于气口。内伤则手心热；外感则手背热。内伤恶寒，得暖则解；外感恶寒，虽厚衣烈火不解。内伤恶风，不畏大风，反畏隙风；外感恶风，见风便恶。内伤发热，时热时止；外感发热，热甚不休。内伤头痛，乍痛乍止；外感头痛，连痛不止，直待表邪传里方罢。内伤夹湿，口不作渴，或心火传肺，乃作燥渴；外感须二三日外，表热传里，口方作渴。内伤则湿伤气，四肢沉困无力，怠惰嗜卧；外感则风伤筋，寒伤骨，一身筋骨尽痛。内伤则短气不足以息；外感则喘满气盛有余。天气通于肺，鼻者肺之外候，外感伤寒则鼻塞，伤风则涕流，然能饮食，口知味，腹中和，二便如常。地气通于脾，口者脾之外候，内伤则懒言恶食，口不知味，小便黄赤，大便或闭或溏。内伤症属不足，宜温宜补宜和；外感症属有余，宜汗宜吐宜下。务按：内伤之病，误作外感，妄施攻伐，重伤元气，祸如反掌。又有内外兼病者，若内伤重者，补养为先；外感重者，攻发为急。

原 病 式 论

智者见机于未萌，识成败于事后。何况有形、有色、有脉、有因，可无术以应之乎！夫人内有五脏六腑，外有耳目口鼻。《经》曰：气脱者耳聋，精脱者目盲。伤于内者神志衰，伤于外者筋骨弱。察七窍之情形，从外而知内也。刘河间作《原病式》曰：表有寒邪，外即显身热、恶寒、头痛等症；表有热邪，外即显烦躁、口渴、喘满等症。表气实者，则发热无汗；表气虚者，则多汗恶寒。里气虚者，则饥不欲食，渴不欲饮，闻人声则惕焉而惊，二便滑泄；里气实者，则胀满痞结，积聚不散，夜不能寐而懊恼，气不宣通。所谓有诸内者形诸外也。夫明良断狱，无头冤枉，尚能审出根由。矧①医为性命关系，其中冤枉，殆甚于狱。操是术者，犹宜视于无形，听于无声，代人为孝子，代人为慈父，心诚求之，乃能得其实际。诸多证治，详闻于后。

脏腑标本病式

肝藏血，属木，胆火寄于中，主目，主筋，主呼，主怒。本病诸风掉眩，僵仆强直，两胁隐痛，呕血，小腹疝气，痃癖②。标病寒热疟疾，头痛吐涎，面青目赤，多惊多怒，耳闭颊肿，筋挛卵缩，丈夫㿗疝，女人少腹肿、经候不调。

心藏神，为君火，包络为相火，代君行令，主语，主汗，主笑。本病诸热瞀瘛，惊惑谵妄，烦乱骂詈，怔忡③健忘，自汗盗汗，诸痛痒疮疡。标病肌热恶寒战栗，面赤目黄，舌不能言，手心烦热，胸胁痛引腰背肘臂。

---

① 矧（shěn 审）：况且。
② 痃（xuán 玄）癖：病名。指脐腹偏侧或胁肋部时有筋脉攻撑急痛者。
③ 怔忡：原作"怔冲"，据文义改。

脾藏智，属土，为万物之母，主营卫肌肉，又主四肢。本病诸湿肿胀，痞满喘气，大小便闭，霍乱吐泻，黄疸痰饮，心腹内痛，饮食不化。标病身体重困，怠惰嗜卧，四肢不举，舌本强痛，诸痉项强，九窍不利，足大指不用。

肺藏魄，属金，统摄一身元气，主闻，主哭，外主皮毛。本病诸气膹郁①，诸痿喘呕，气短上逆，咳唾脓血，不得卧，小便数而欠，遗尿不禁。标病伤风自汗，洒淅寒热，肩背冷痛，臑臂前廉②隐痛。

肾藏志，属水，为天一之元，主听，主骨，内主二阴。本病诸寒厥逆，腰冷如冰，足胻③肿，少腹满急疝瘕，大便泄利腥秽，消渴引饮。标病发热不恶热，头痛昏眩，小便清冷，舌燥咽痛，脊股后廉痛。

三焦为相火，分布命门元气，主五脏六腑营卫经络升降出入之气，号中清之腑，上主纳，中主化，下主出。凡病诸热瞀瘛，暴病暴死，狂越躁扰，谵妄惊骇，气逆冲上，诸痛痒疮疡。上热则胸满胁痛，呕吐酸水，头上汗出。中热则解㑊④而瘦，诸病有声，鼓之如鼓，霍乱吐泻，关格不通。下热则小水浑浊，暴注下迫，或二便闭结。标病恶寒战栗，如丧神守，耳聋耳鸣，喉痹嗌干，诸病胕⑤肿，手次指不用。

胆属木，为少阳相火，十一脏之主。本病口苦咽干，呕吐苦汁，善太息，心惕惕如人将捕之，目昏不得卧。标病往来寒

---

① 膹郁：胸闷痞满，郁结不舒之证。出自《素问·至真要大论》。

② 臑（nào 闹）臂前廉：上臂前侧边。臑臂，上臂肘至腋的部位。廉，边。

③ 胻（héng 横）：小腿。

④ 解㑊（yì 亦）：古病名，肢体困倦，筋骨懈怠，肌肉涣散无力。

⑤ 胕（fú 福）：浮肿。

热，胸胁痛，头上额角痛，耳前后肿，耳内蛙聒蝉鸣，瘰疬结核，足小指次指不用。

胃属土，主容受，为水谷之源。本病噎膈反胃，中满肿胀，呕吐泻利，胃脘当心而痛，消中不消食，或饥不能食，两胁支痛。标病谵妄发狂，或胸前热，或胸上寒，喉痹失音，上齿痛，口眼㖞斜，鼻齄赤瘤①。

大肠属金，主变化水谷，为传送之官。本病里急后重，泄利下血，痔漏脱肛，肠鸣而痛，或大便闭结。标病齿痛喉痹胫肿，牙疳②口臭，咽中如核，衄衄目黄，手大指次指痛。

小肠主分泌水谷，为受盛之府。本病小便短涩，大便泄泻，或小肠气痛，大便后血，内有宿食，夜热旦止。标病身热恶寒，嗌痛颔肿，口烂耳聋。

膀胱主津液，为胞之府，州都之官，气化乃能出，诸邪皆得而干之。本病小便短涩黄赤，或清冷遗失，或疝气上冲而痛。标病发热恶寒，腰脊强，头额痛，足小指不用。

再辨脏腑虚实

黄帝问于岐伯曰：余欲从外知内奈何？岐伯对曰：肝气通于目，肝和则视五色矣。心气通于舌，心和则知五味矣。脾气通于口，脾和则食五谷矣。肺气通于鼻，肺和则知五气矣。肾气通于耳，肾和则听五音矣。务以是推之，肝热则目赤睛突，胸高胁胀；肝虚则睡中惊惕，露目戛牙③，外证呵欠顿④闷。心

---

① 齄（zhā 渣）：酒糟鼻子上的红斑。
② 牙疳：中医病名，牙龈溃疡出血。
③ 戛（jiá 颊）牙：叩击牙齿。
④ 顿：劳累疲弊。

热则舌头焦红，面戴赤色；心虚则舌胎白滑，闻声而惊，外证欲闭户独处。脾热则消谷善饥，牙龈肿痛；脾虚不嗜饮食，肌①肉消瘦，外证唇口淡白。肺热则吼喘气促，张口仰胸；肺虚则哽②，气常出，喜暖恶寒，外症鼻如烟煤。肾热则消渴引饮，少腹急胀；肾虚则筋酸骨弱，足下畏寒，外症耳内蛙聒蝉鸣。此于外证而知五脏也。再以是推之，肝合胆，心合小肠，脾合胃，肺合大肠，肾合膀胱。如躁扰狂越口苦，是胆热也；恐惧惊怖不寐，是胆虚也，其责在肝。小便黄赤而短，小肠实也；尿清白而不禁，小肠虚也，其责在心。恶闻食气嗳酸，胃实也；食后呕出原物，胃虚也，其责在脾。大便坚而带血，大肠实也；泻利脱肛腹痛，大肠虚也，其责在肺。少腹胀满而痛，膀胱实也；睾丸下坠而痛，膀胱虚也，其责在肾。此又于五脏而知六腑也。所谓从外知内者如此，在人眼巧心灵，临症自有分晓。

分辨五脏虚实

心实者多火喜笑，有时发狂跳跃；虚则忧愁恐惧，欲得静处避人。肝实者多怒骂詈，两胁或有隐痛；虚则目中生花，下部卵缩筋急。脾实者胀满嗳气，恶闻荤③腥谷食；虚则四肢懈惰，常时腹痛餐泄④。肺实者喘满咳嗽，上焦气逆不通；虚则

---

① 肌：原作"饥"，据文义改。
② 哽：阻塞。这里指肺呼吸的气道不畅。
③ 荤：原作"晕"，据文义改。
④ 餐泄：大便泄泻清稀，并有不消化的食物残渣。餐，通"飧"，水泡饭。《玉篇·食部》："餐，饮浇饭也。"《篇海类编·食货类·食部》："餐，水浇饭也。"《韩非子·外储说左下》："晋文公出亡，箕郑挈壶餐而从。"《太平御览》卷二百六十六引作"飧"。

短气不足以息，皮毛枯涩。肾实者小便淋涩，或有梦遗精滑；虚则二便不禁，腰脊软弱无力。

殷吉人曰：凡病在内，有本必有标，看其标即以知其本。古有一望而知其为何脏受伤，何经受病，若脏腑未坏，一剂可以回生，如其已坏，便可断其必死。非有他巧，总是看得标本色脉明白耳。

辨日夜轻重

凡治外感，当问寒热。若上午病势少减，其人安静，下午病势转增，烦躁闷乱，是阴邪在营分也。盖上午阳气旺，阴邪畏阳，是以病减。若内有热邪，必上午重而下午轻。盖下午阴气旺，热得阴济，病亦少减。此言实邪之病机也。若其人之真阳本虚，则日上病轻，夜间病重，以阳虚喜日之助而恶夜之阴也。若真阴本虚，则日上难耐而夜间稍可，以阴喜得阴助而与日间不同。此言虚人之病机也。

辨真寒假热证

寒极反兼燥化者，即真寒假热证也。其症发热面赤，口渴咽痛，烦躁汗出，谵语，发斑，发狂，大小便不利，脉弦细而数。种种俱以热症，最易惑人，辨之不的①，为害非小。欲识此症，先以冷水试之，水到唇而齿牙戛戛②不能吞者，寒也。再以扇张之，见风而即畏缩者，寒也。盖真寒在内，身虽热而必欲近衣被，面虽赤而其色必似桃花，口虽干必不能多吃茶水，

---

① 的：真实。
② 戛戛：形容牙齿相碰击的声音。

烦躁则乍静乍乱，欲擗①地以自处，是寒在太阳经也。咽虽痛却能吞硬物，口无臭气，舌无芒刺，是兼少阴症也。汗出其气不燥，揩之则滑，语虽谵妄，必郑声喃喃，斑点淡红细碎，自与紫黑热极者不同。狂则起倒无力，自与登高骂詈者有别。久病津液亏残，则大小便自然不利。久病血凝气滞，则脉息必带弦数。明是热在皮肤，寒在骨髓也。究其所因，或禀赋虚弱，而犯外邪者有之，或劳伤气血而犯色欲者有之，或误服寒凉药饵者有之，《内经》谓阴盛格阳者即此，伤寒戴阳症亦即此。《外台秘要》云：阴盛发躁，名曰阴躁，欲坐井中，宜以热药治之。

辨真热假寒证

热极反兼寒化者，即真热假寒证也。其人发热恶寒，手足厥冷，或为振寒战栗，神昏气倦，日晡发热更甚，谵语呶呶②不休，头痛如刺，欲吃滚汤，大便稠黏，小便淋滴，脉弦滑而细。外症初看全然似寒，反而求之，乃得其实，果尔真寒在内。外风吹来，则必躲避，今见其身热不欲近衣，睡向外卧，吃汤无厌，且以手按其腹必热，或有一块硬处，此阳明实热也。阳明热实于内，蔽其神明，所以昏倦而谵语不自知也。日晡阳明经气正旺，所以热甚，热与热相投，所以欲吃滚汤。热与寒相抗，所以振寒战栗也。厥者手足逆冷也，阴阳气不相顺接，所谓热深厥亦深也。热扰于上，则头痛如刺；热扰于下，则小便赤涩，大便黏稠，色如败酱，细验其中，仍有硬屎，口出臭气

---

① 擗（pǐ匹）：捶打。
② 呶（náo挠）呶：唠叨。

难闻，舌上黄胎涩滞，或有芒刺，脉虽细滑，按之有力。明是寒在皮肤，热在骨髓也。刘河间谓热极反兼寒化，亢则害，承乃制也。长沙公谓少阳阳明者，脾约是也。其人生禀脏燥，故有是病。或外感燥热之气，内伤湿热之味，亦有是病。娄全善云：膏粱①厚味，蕴有内火，或伤寒未曾攻下者，常多是病，宜以凉药治之。

辨脱阴脱阳证

喻嘉言曰：人身阴阳，两相维系，是以百年有常，不能脱也。即病时有亢战，旋必两协其平，不能脱也。惟平日损精败神，劳力伤气，乱其常度②，二气乘之而脱耳。盖上脱者，妄见妄闻，魂魄飞扬在外，有如神灵。下脱者，不见不闻，精神先已困倦，有如聋聩。上脱者，身轻快而汗多淋漓；下脱者，身重着而肉色青紫。昔有新贵人，马上扬扬得意，未及回寓，一笑而逝者，此上脱也。又有人寝而遭魇，身如被杖，七窍出血者，此下脱也。治此之法，宜分新久。新病者，阴阳相乖③，补偏救弊，宜用其偏。久病者，阴阳渐复，扶元养正，宜用其平。上脱者，用七分阳药，三分阴药而夜服，从阴以引入于阳也。下脱者，用七分阴药，三分阳药而昼服，从阳以引入于阴也。引之又引，阴阳自然相抱，虽登高临深无所恐，发表攻里无所伤。《经》云：阴平阳秘，精神乃治，其斯之谓与。

---

① 粱：通“梁”。清·朱骏声《说文通训定声·壮部》：“梁，假借为粱。”

② 常度：指正常的方式。

③ 乖：不调和。

论病后补养法

又曰：人当大病后，身中之元气已虚，身中之邪热未去，于此而补虚，则热不可袪，于此而清热，则虚不能任。若一半补虚，一半清热，终属模糊。然舍此而外，更无别法，当细思之。盖补虚有二法，一补脾，一补胃是也。如疟痢后，脾气虚弱，饮食不能运化，宜补其脾。如伤寒后，胃中津液久耗，元气未充，宜补其胃。二者有阴阳之分也。清热亦有二法，初病之热，为实热，宜苦寒药清之。大病后之热，为虚热，宜甘寒药补之。二者亦有虚实之分也。人身天真之气，全在胃口，津液不足即虚，生津液即是补虚。至于饮食入胃，五谷之气以养之，五菜之味以充之，每食便觉津津汗透，将身内蕴蓄之邪热，以渐运出于毛孔，何其快哉！

卷二　论治

头 痛 证 治

头为诸阳之会，邪气干之则痛也。太阳经痛在额上，阳明在眉棱骨间，少阳在耳角侧，三阴则满头俱痛，此外感证也。外感痛无休止，如锥刺痛，必依《金匮》六经之法治之，而痛自减。若是阳虚头痛，其人必恶寒倦怠，昏昏沉沉，喜暖喜擦，逢寒则痛不可解。若是阴虚头痛，必口渴咽干，眼花目暗，以阴虚则火动，火动则痛亦不可解。是头痛一证，已可察其阴阳虚实，果属实邪，即宜攻散，而虚邪，必要滋补也。又有一种真头痛，额上一块黑色，脑顶痛如刀劈，手足厥冷而爪甲青者，大凶之兆。又气足之人，生平不犯头痛，及有病而亦不痛者，邪气不能干之也，虽困无害。

集古

《神应经》云：头痛宜灸上星、后顶、百会、风池等穴，灸一穴可愈。若畏火者，以生姜切片，姜贴穴上，火灸姜上。

危亦林《得效方》云：头痛以十神汤△为主，有痰者加南星、半夏，有火者加黄芩、石膏，阳虚加人参、黄芪、附子，阴虚加当归、川芎、天麻。又鼠粘子、蔓荆子、白芷、细辛、菊花、益智、清酒之类，皆可选用。

新方

太平师取鸥鹑鸟，俗名猫儿头，酒炒食之，以其骨炙焦为末，酒调醉饮，治厥巅头痛，永不再发。又当归、木通浸酒，醉饮，能止头痛。外用井底泥和大黄、芒硝为饼，贴痛处自止。

发 热 证 治

外感六淫之邪，郁于营卫而不出者，必恶寒发热。邪入卫分，其热尚浅，入于营分，热势深矣。且热而暮静者，阳邪旺于阳也，且静而暮热者，阳邪陷于阴也。调治合法，而得汗出热退者，吉兆也。若治不合法，邪气流连纷扰，虽半月二旬之久，有表症者仍表之，有里症者仍里之，必使邪去热退，无难事也。但久病正气自虚，犹当爱惜元气。苟见食少汗多，精神昏倦，此阳虚生外热也。或有泻利呕吐等症，此阴虚生内热也。知其虚处而补之，其热自退，亦无难也。惟虚劳内伤之人，吐血咳痰，肌肉消削，五志厥阳①之火，自内发外，微潮缓热，此真难为力矣。见有用滋阴降火之药，取快一时，过后仍然发热者。有用温补之药，以火济火，而热终不愈者。盖外感易治，而内伤难医，以内伤阴阳各造其偏，必得慧心慧眼以扶持之，十中可保五六。若内伤而至于四肢烦热，两颊红如胭脂，是相火煎煏②身中元气，日间吐痰，夜间盗汗，更加吐血泄泻，是为上厥下竭，为难治。

集古

虞天民③《医学权舆》云：伤寒发热不休，仲景立有桂枝、麻黄、青龙三汤，以退太阳经之热也。若阳明胃实，又有大小承气以退其热矣。得汗下而热不退者，是为瘟病，邪气盛则死，正气盛则愈。然不论是何郁热，总要清其表里，使邪有出路，而后可保无虞。若外感而有实火者，宜黄连解毒汤△。有真寒

---

① 厥阳：孤阳上越。
② 煏（bì 闭）：用火烘干。
③ 虞天民：虞抟，字天民。明代医家。著有《医学正传》等。

者，宜附子理中汤△。内伤阴虚者，宜人参养营汤△。阳虚者，宜黄芪建中汤△。至于夹痰、夹滞、夹风、夹湿等类，又必随症加减用药，不可胶柱鼓瑟①也。

《景岳全书》云：邪气在表发热者，表热而里无热也，治宜解散。邪气在里发热者，必里热甚而后及于外也，治宜清凉。若水亏火旺而为骨蒸夜热者，此虚热也，宜壮水滋阴。

新方

凡外感病，潮热日久，服凉药仍不解者，在夏秋时食西瓜，饮冰水，冬春食雪梨，饮金汁②，潮热自退。若内伤病，阴虚久热者，酒炒乌贼鱼，或鳝鱼、鳗鱼、龟、鳖之类，皆可常食。阳虚久热者，醋煮羊肉、鸡肉，及燕窝、鹿筋、糯米糍之类亦可常食。尝以此退虚热有验，所谓药补不如食补也。

呕 吐 证 治

外感六淫之邪，皆能令人呕吐。有声有物属阳明，有物无声属太阳，有声无物属少阳，看其邪在何经，即从其经为治。若因寒滞者，吐时胃脘隐隐作痛。因食滞者，必嗳腐吞酸，上膈胀满作痛。因忿怒而气逆者，其痛必连于胁肋。内有实火者，必烦热燥渴，脉洪而滑。内有寒痰者，必下喔喔③欲吐，脉迟而细。凡吐而勇猛多物者实也，吐而声细无物者虚也。或作恶心，闻食而即吐者，脾胃土弱也。或朝食暮吐，暮食朝吐者，

---

① 胶柱鼓瑟：鼓瑟时胶住瑟上的弦柱，就不能调节音的高低。比喻固执拘泥，不知变通。语出《史记·廉颇蔺相如列传》："王以名使括，若胶柱而鼓瑟耳。括徒能读其父书传，不知合变也。"

② 金汁：即粪清。明·缪希雍《神农本草纪疏》卷十五："粪清：腊月截淡竹，去青皮，塞口，纳粪坑中，积年得汁，甚黑而苦……俗多金汁。"

③ 喔（wà 袜）喔：反胃欲呕的声音。

命门火衰也。又有远行不服水土而吐者，或触秽恶瘴气而吐者，或因吐而出蛔虫者，皆要察其寒热虚实而治之。夫吐因脾胃虚弱者十之八九，倘脾胃不虚，吐从何发，抑思脾胃属土，土性喜温而恶寒，爱暖而忌湿。所以东垣《脾胃论》特著温补之法，擅一代之名医者，岂偶然哉。

集古

抱朴子《急救方》云：呕家圣药是生姜，诸呕食不下咽者，小半夏汤主之△。反胃吐食者，大半夏汤△。呕而胸满头痛者，吴茱萸汤。务按：呕因食滞者，平胃散△合保和汤△。因肝火上逆者，大青丸△。内有实火者，调胃承气汤△。内有寒痰者，二陈合理中汤△。脾胃虚弱者，四逆合六君子汤△。不服水土者，活人败毒散△。吐蛔虫者，金匮乌梅丸。又呕家切忌汗下，恐其竭绝津液也。凡病临危而作呕哕声者，胃气垂绝之候。

新方

任素思曰：呕吐，取田螺养于缸内，经宿则有泥，取泥和赤石脂、半夏、生姜汁为丸，杨梅汤下五钱，吐自止。又反胃吐食，属热者，摩擦脚底涌泉穴，属寒者，以滚汤浸脚，其吐立止。

腹 痛 证 治

腹痛必有兼症，以本病为主，兼病为末。若感冒瘴气、痧①气，以及远行不服水土而痛者，则从外感治之。若伤食、

---

① 痧：原作"沙"，据文义改。

伤湿、伤寒热而痛者，则从内滞治之。盖邪自外来，与气血相抟①，气与邪争则痛，血与邪争亦痛。又要辨其虚实，其痛可按者虚也，不可按者实也；久痛者虚也，骤痛者实也；得食稍快者虚也，胀满不食者实也。痛徐而缓，走注不定者，病在气分。痛剧而急，坚硬不移者，病在血分。痛连腔胁，牵引上下者，邪气有余。痛在少腹，神志昏倦者，气血不足。在妇人有癥瘕瘀血淫带之殊，小儿有食物生冷积滞之异。证候甚多，治疗亦广。务自临证以来，见有面黄肌瘦，腹中常有冷痛者，从不敢用克伐药。又或房事后，身冷、汗出、脉细者，更不敢用发散药。又肥白人腹痛，多属气虚，兼有痰湿。疮疡人腹痛，多属血燥，夹有火邪。盖此症专主于里，因里气不和，所以作痛。《经》曰痛随利减，是教人圆机活泼②，如寒痛以温利之，湿痛以燥利之，原不拘定下利也。若有里实胀满瘀积等证，方可辛凉下之，以辛能行气，气行则痛减也。

集古

成无己曰：腹痛，其脉滑紧有力者是实邪，细弱无力者是虚邪，暴病痛急而脉沉伏者实也，久病痛缓而脉微涩者虚也。伤寒邪聚下焦，气血不得宣通，若从心下至少腹硬满而痛，小便利者，是有瘀血也。或斗殴损伤有瘀血者，或妇人月经瘀血者，轻则桃仁承气汤，重则抵当丸。

陈无择曰：腹痛有外因者，或犯客令之寒气，或受痧气之阴毒，在上焦者宜吐之，在中焦者宜和解，在下焦者宜利解，总要行气为主。凡痛而无形者，病在气分，其痛无常处，气聚则痛而见

---

① 抟：集聚，结聚。
② 圆机活泼：灵活变通。

形，气散则平而无迹。有形者，病在血分，其痛有常处，如癥瘕、食积、瘀血等类。胀痛无休止时，又有虫痛、火痛、痰痛、虚劳痛，皆属内因。治宜按之、揉之、温之、熨之，皆所以祛邪也。

太平师治腹痛，以生姜、葱白、食盐、橘叶同炒热，绢包，熨痛处，久熨其痛自减。若是热痛，必不喜熨，以青苔罨①腹上，或燕子窝泥罨之亦可。若论用药，外感痧瘴者，宜藿香正气散△；伤食，六和汤△；伤湿，涤痰汤△；伤寒，小青龙汤△；伤热，凉膈散△；虫痛，乌梅丸；痰痛，加味二陈汤△；虚痛，小建中汤△；火痛，三黄石膏汤△；肝火郁结，七气汤△。

新方

腹痛以蜀椒为末，面粉调作饼，贴痛处，艾火灸饼上，痛自止。又少阴腹痛，灸气海穴三壮，或以吸筒吸腹脐上，痛亦止。又外感腹痛，以平胃散合理中汤，自愈。

又盘肠气痛，腹内有声如蛙鸣，以生姜葱白饼，热熨自愈。又夹阴伤寒，舌卷囊缩，腹痛欲死者，以雄鸡剖开，贴腹上，艾火灸鸡上，得暖气入腹，自苏。或以韭菜根捣汁，和烧酒灌之，亦苏，急服真武汤，则愈。又脐下痛甚，遍身青筋鼓起，而人中穴有黑色者，不救。

霍 乱 证 治

天时久晴则燥气胜，久雨则湿气胜。人于夏秋间，感冒湿热，而为上吐下泻者，谓之霍乱症也。有误中沙溪阴毒而病者，有往来客商不服水土而病者，总之皆湿热伤脾之候。然既上吐下泻，邪有出路，看其寒热虚实而治之，不为难也。乃有一种

---

① 罨（yǎn 掩）：覆盖。

干霍乱者，上不得吐，下不得泻，腹中挥霍撩乱，小腹牵引睾丸而痛，最为危候。此必内有积滞，外感寒邪，阴阳阻隔，气不宣通，未可率尔①用药，亦不可与饮食，先用盐汤探吐，使清气得以上升，然后浊气得以下降。吐后或有胀满痞硬等症，急用利药导之下行，分消其势可也。若吐利后，筋脉拘急者，俗又谓之转筋翻泻。夫转筋者，以阳明总宗筋之会。今因吐泻伤其津液，营卫失养，是以转筋，甚至四肢不得屈伸者。男子以手挽其阴，女子以手揪住两乳，再将食盐塞脐中，灸热自愈。至于用药大意，见前呕吐方中。此症起于仓卒，惟客途最苦，恐治不合宜，害人性命，故又说此一证。

集古

《巢氏病源方》云：山溪清冷之地，鬼蜮含沙射人，令人腹内霍乱，寒热交作，俗谓之中射工溪毒，宜急治之。务按：此症要温中解毒，其人本来有寒，又感阴冷之气，故②腹内绞痛。初起宜六和汤△。邪甚于上者，藿香正气散△；甚于下者，大温中饮。转筋翻泻，宜七气汤。内有食滞，宜冷香饮子△。原是寒湿为病，非是鬼蜮为灾也。

《外台秘要》云：霍乱转筋，其脚肚委中穴必有青筋鼓起。以擢③发梳子戛④之，自上而下，戛数十遍，外筋上砭去恶血，自愈。不愈，再刺风池、风府。

新方

霍乱要饥一日，以灶心土煎水半碗，和冷水半碗，名阴阳

---

① 率尔：轻率貌。
② 故：原其后"所"字，依文义疑为衍文，故删。
③ 擢（zhuó 卓）：拔。
④ 戛：刮。

水，饮之可止吐泻。如客邸不便于药，只要葱白、豆豉、胡椒煮水豆腐食之，自愈。如腹中闷痛，不吐不泻，以盐炒酒糟，布包，揉腹上，久揉其气自通，显出证候，即遵伤寒例治。

疟 疾 证 治

诸名医皆遵《内经·岁露论》疟篇，阐发其义，详而且该①。务何必再赘，但前贤是言病成之后，而此特言未病之前，必有所以致疟者，一因好啖生冷，阻遏脾中阳气，脾阳不运，饮食生痰，因而病疟，南人呼为脾寒是也。一因避暑贪凉，先伤于寒而后伤于风者，故先寒而后热，名曰寒疟；先伤于风而后伤于寒者，故先热而后寒，名曰温疟。此《内经》之言也。务于童稚时，夏天好饮凉水，至秋即发疟疾，百计求治，久不得愈。其后读书于大华山，业师庸庸道者，戒谨甚严，一切瓜果生冷之物，不许沾唇，并不许暮夜乘凉，脱衣露卧，是年果获平安。以此知疟不病人，人自致之耳。治此之法，只要分得阴阳表里明白，无论瘅疟、痎疟、瘴疟、牡疟、疟母，一切鬼怪杂剧之疟，始焉急去外邪，继焉只扶正气，必使营卫协和，自然易愈。

集古

《内经·刺疟论》：取十指爪甲侧刺出血，疟自愈。又《刺灸篇》：灸大椎三壮，自愈。不愈，再灸三椎间使。

张元素曰：凡疟以少阳经为主，其脉带弦，弦数者多热，弦迟者多寒，或胸胁痛，口苦咽干，往来寒热，用小柴胡汤△攻去少阳之邪，自愈。或寒多热少者，小柴合桂枝汤△。热多寒少

---

① 该：完备。

者，小柴合白虎汤[△]。无汗者，清脾饮[△]。汗出不彻者，参苏饮[△]。有泻利腹痛者，胃关煎[△]。昏倦者，秘传枣仁汤[△]。瘅疟，三黄石膏汤[△]。牡疟，犀角地黄汤[△]。疟母，调营养胃汤[△]。痰多者，茸附散[△]。

新方

任素思曰：疟亦伤寒之一端也。看上卷六经证治，即知其病属何经，以仲景之方为主，本病应用之药为佐，本人平日嗜好之味为使。无汗要有汗，有汗要无汗，补虚泻实，不可一毫错过。世人动云截疟，殊不知邪盛不可截，即截住又生别病，更为可忧。余初以截法为至宝，而今以祛邪为灵犀①也。凡疟病已久，汗出太多，营卫虚竭，即宜培养元气，若以疟药治之必败。又老耄婴孩患疟，数发之后，洒惕时惊，惊已汗出，心气痿者，死。

性躁人引入寂静处所，寂静人引入热闹场中，移其境遇，心性自觉爽快。或食团鱼，加胡椒，或饮烧酒，啖牛肉，其疟自止。又四君子汤，加当归、首乌、砂仁、草果，为休疟饮。又乌梅、乌药、槟榔、常山、丁香，为截疟饮。又天灸草敷手外关穴，待其起泡，其疟自止。又天灸草塞鼻，或蛇脱塞鼻，亦止。又斑蝥、麝香为末，填肚脐上，膏药盖护，皆能止疟。

痢 疾 证 治

《经》曰：饮食不节，起居不时者，阴受之。阴受之则入五脏，入五脏则膜胀闭塞，下为飧泄，久为肠澼，此论痢疾之原

① 灵犀：犀牛角，相传犀角有种种灵异的作用，这里比喻治病的好方法。

也。初起腹痛泄泻，泻久成痢，或红或白，皆津液所化。邪入营分则红多，入卫分则白多，古人以五脏受伤而痢下五色，亦据理言之耳。然不论其所下何色，但遇燥热之时，病者果属实脉实证，放胆用通因通用之法，逐去燥热自愈。若其邪气下陷，里急后重，发热无汗，缠绵日久者，当遵嘉言老人逆流挽舟之法，引里邪出之于表，庶得安全。若邪气奔入大肠，膀胱热结而小便不利，又当遵嘉言急开支河之法，使气化行而小便利，病亦易愈。惟是表里混杂，邪气不去，汗吐下三法，既不敢乱用。倘用涩滞之药，恐腹中窒塞，懊侬不宁，求为下利而不可得，用推荡之药，既损阳气，又败胃气，里急后重更加，久之变为噤①口痢者，皆由始治不得合法，津液耗散，胃中空虚，客气动膈，食谷则呕，此则痢之最难治也。又有休息痢者，亦是病后失于调摄，邪未尽去，滞于肠胃，大便泻血，时作时止，终年不休，此又痢之犹难治者也。盖痢与疟同出一原，但疟邪在营卫之间，而痢邪在脏腑之内，疟可以用三法正例为治，而痢不可用者，因其脓血出多，腹中脂膏无几，故表不可大汗，里不可大下，只可平调脏腑之气，药与病情相对，斯为高手。

集古

《金匮经》云：下痢腹胀满，身体痛者，先温其里，乃攻其表，温里宜四逆汤△，攻表宜桂枝汤△。

薛立斋曰：痢因风寒内结，发热恶寒者，宜汗。里急后重，有积滞者，宜下。身冷自汗，鹜溏腹痛者，宜温。粪色红白而不臭秽者，虚寒也。色紫黑而臭秽者，实火也。凡痢阵阵自下，手足厥冷，脉微而数，此元气欲脱，急服理中汤，外灸关元穴，

---

① 噤：原作"禁"，据文义改。

可救。若痢色如鱼脑髓或如屋漏汁，肛门如竹筒，唇红若丹朱，发热不休，脉洪而弦，皆大凶之兆。

新方

先师庸庸道人七月卖寒衣而买萹豆花，人不知其故，次年抚郡痢疾大作，三日禁口，五日死，诸药无效。师以豆花为末，一病与一匙，救活数万人。师又云：痢必口渴，以陈仓米煮汁，少加乌梅。若里急后重，滪滪有声，日下数十行，令病者内服补中益气汤，外用旧布垫肛门，教他吸气上升，小心忍耐一时之久，痢自减。盖观平人屎急，要往厕房，遇有事担搁，亦可忍住大便，则提气之法极是。

太平师曰：谷者精气也，痢者邪气也。今水谷不生精气而助邪气，是由三焦生发之气不伸，脾肾转输之权失职，所以血为热逼则泄红，气为寒逼则泄白，寒热混杂，则红白兼见。红白出多，则口渴咽干，引水自救。水谷奔入大肠，则小便不利，胀满心烦。水谷出多则亡阴，亡阴则发热，发热则蒸化津液而为痢，痢久则剥削脏腑脂膏而腹痛，腹痛则气虚下陷而里急后重，里急后重则大孔①焮肿②而痛。此皆本病应有之事，不必疑也。夫必察其浅深顺逆，风寒湿热之孰多孰少，握定治痢大纲，余症俱可解免。务按：通因通用之法，轻则小承气汤△，重则大柴胡汤△。逆流挽舟之法，宜活人败毒散△，加人参挽回元气。急开支河之法，宜大分清饮△，取五苓化膀胱之气。若痢色红多者，犀角散△。白多者，仓廪汤。红白夹杂者，十宝汤△。寒痢腹痛，理中汤△。气虚下陷者，补中益气汤△。里急后重者，升

① 大孔：指肛门。
② 焮（xin 信）：原作"掀"，据文义改。焮，发炎肿痛。

阳除湿汤△。瘀血作痛者，局方活血丹△。久痢不愈者，真人养脏汤△。禁口不食者，秘方化滞丸△，或嘉言进退黄连丸△。

禁口方

湿热盛者，以石螺蛳捣烂纳脐中。虚寒盛者，以燕子窝泥，姜汁调饼，贴胸前，内服独行丸△一钱，或香连丸△亦可。凡痢起初必不禁口，因误食杂物，或误服汤药，邪气填塞于中，故有此候。善治此者，分其阴阳虚实而调理之，则胃气自通，饮食可进，勿拘泥于世俗之方也。

便血方

大便腹痛泄血者，煮鸡蛋二枚，少加胡椒、姜汁于内，食三次，血自止。又多食龙眼、荔枝，亦止。

休息痢

鸦胆子仁四十九个，龙眼肉包裹，葱汤吞下，能刮去肠中宿垢，痢自止。此《幼幼集成》方也。

吐 血 证 治

血者生化于脾，总统于心，藏受于肝，宣布于肺，施泄于肾，灌溉一身，无时休息。血之所生，由于气化，有以七情伤其气者，故血妄行于上，则出七窍，妄行于下，则出二阴。吐血之因，惟火与气耳。《经》曰：起居不节，用力过度，则络脉伤。阳络伤则血外溢，血外溢则吐血。阴络伤则血内溢，血内溢则便血。凡见咳嗽喘满，左右腔膈间隐隐胀痛者，此病在肺也。膻中胸膈，懊侬嘈杂①，觉有一缕牵痛者，此病在心，主包络也。腹内膨胀，不知饥饱，饮食无味者，此病在脾也。烦

---

① 嘈（cáo 曹）杂：似饿非饿的感觉。嘈，饿，想吃。

躁喘急，往来寒热，肋间觉有隐痛，不可手触者，此病在肝也。声细不扬，气短似喘，咽干头痛，脐下动气冲冲者，此病在肾也。但是外感六淫之邪，与正气相抟，偶尔吐血，不必妄治，邪尽而血自止。若内伤吐血，心烦意乱，夜不得眠，喉腥口燥，气促唾痰，起先痰上带有红丝，后来顷盆而吐，俗医以止血药治之，究竟血不能止，而反添有胀满痞塞之忧。夫血已离经，不能复位，要细看其何经有余，何经不足，因何事而起，清其源头，但使离经之血任其去，而在经之血安其常，火气不动，血得归经，荣养脏腑经络。此后不得再吐，即吐一次，减一次，夜间安眠善睡，气不喘促，饮食精神如故，虽不服药，亦愈。

再说吐血之人，多是性急量隘①，而温厚和平者，无有是病。夫性急凡事皆欲胜人，火气易动，逼血妄行，量隘则福亦薄，所以吐血而成痰火虚劳者，不知若干人矣。病既已成，妄服驳杂之药，转医转甚，而反促其生命者，又不知若干人矣。盖此病渐积而来，元气先伤，而后吐血，故以扶元气为第一义。但元气非朝夕可扶，又非圭匕汤药可济，必要病者心平气和，杜绝外事，故又以静养为第二义。其后择取一二对症之药，试探服之，觉有应验，乃可信从，故再以药饵为第三义。若不如此谨慎，未见其能久者也。凡吐血而脉沉迟细缓者吉，弦紧洪数者凶。

集古

杨仁斋曰：血遇热则流通，故止血多用凉药。然亦有气虚挟寒，营气虚损，血亦错行，所谓阳虚阴必走耳。视其所出之血色，紫黑成块者，是停积失位之血，宜行血汤。若色鲜红而

---

① 量隘：气量狭隘。

不成块者，是火逼而动也，实火宜犀角地黄汤△，虚火宜扶元散△、清魂散△。又有以四生汤△，治诸失血者。若见汹涌脱出，面色痿黄，宜用人参扶住元气。

新方

庸庸师曰：凡吐血、鼻血、溺血、便血不止者，以生姜护灸囟会穴。又以冷水浸其两脚，取韭菜根捣汁，和童便饮之，血自止。又方用石燕，火煅醋淬，头发烧灰，共为细末，磨京墨饮之，血亦止。但止血原有活法，热则凉之，寒则温之，针之灸之，以及按摩导引诸法，皆所以活其经络，不拘方也。

劳 伤 证 治

世谓七情六欲，皆能伤人。有因病后、产后、亡血、失精、魄汗之后，未曾调摄，而致劳伤者，此虽人事不齐，亦是自己斫丧之咎。一者好勇逞强，伤其元气，气伤则火动，煎熬真阴，微潮缓热，咽喉干热，气不归原而喘促，血不归经而吐红，起先犹能饮食，所纳之物，一半化精，一半化痰，其后不能饮食，子午潮热，日就尪羸，今世呼为怯血劳者是也。一者好色劳心，伤其精血，精伤则水涸，干咳无痰，骨内发热，夜不能寐，肌肉暗削，有时想食诸物，到口不能下咽，有时魄汗淋漓，精液不交自出，面赤心忪，声音哑嗄，人又呼为蒸骨劳者是也。二症皆由积渐而来，受害原非一日，药亦难以骤进。惟病者自知死活，回头猛省，杜绝一切世缘，安心静养，然后看其何经受害，何脏受伤，若其根本未坏，危中亦可得安，如其已坏，有何良法可起白骨于将绝之时乎。夫惟禀赋薄弱者，乃有是病，若禀赋厚实之人，平时劳其筋骨，饿其体肤，历尽艰难险阻，并未见有斯疾。可怪市中医流，动云某药补阴、某药补阳，不察人之体气，徒执己意用方，假病医成真病及至真病当前，不能寻出生路。务亦奈之何哉？是可叹也！

集古

秦越人曰：虚而感寒则损其阳，阳虚则阴盛，损则自上而下。一损损于肺，皮聚而毛落。二损损于心，血脉不能荣养脏腑。三损损于胃，饮食不为肌肤。虚而感热，则损其阴，阴虚则阳盛，损则自下而上。一损损于肾，骨痿不起于床。二损损于肝，筋缓不能自收持。三损损于脾，饮食不能消化。自上而下，过于胃则不可治。自下而上，过于脾则不可治。又曰：损其肺者益其气，损其心者调其营卫，损其脾者调其饮食，适其寒温，损其肝者缓其中，损其肾者益其精。旨哉斯言，其即治劳伤之大法眼①乎。

张景岳曰：精为阴，人之水也；气为阳，人之火也。水火相济，则为精为气。水火相乖，则为热为寒。故阴虚发热者，宜用纯甘壮水之剂，补阴以配阳，则刚为柔制，虚火自降。阳虚畏寒者，宜用甘温益火之品，补阳以配阴，则柔得其主，沉寒自敛。如劳伤证候，阴虚者，宜左归丸△；阳虚者，宜右归丸△；阴阳俱虚者，宜大补元煎△；火邪上甚者，宜丹溪补阴丸△；气虚下陷者补中益气汤；骨蒸者阿胶丸，怯血者獭肝丸△。务按：劳作初起而未成者，宜用大黄䗪虫丸△，若病已成只宜滋补为上，如建中汤△、胃关煎△、还少丹△、天王养心丹△、三才封髓丹△之类，皆可选用。

新方

尹制台得伤劳疾，自谓不起，先师教取活鹿一对，以美食

---

① 法眼：指敏锐、精深的洞察力。

豢①鹿，将银管插入鹿皮，制台吸吮其血，日渐康健。师又云：伤气者，以羊血和牛乳、蜂蜜服之；伤血者，以鳝鱼和醇酒、童便服之。此方要日日频服，才有应验。若病人不能改换性情，保养身体，一暴十寒，终属无用。

先师少年勤于学问，自得吐血劳伤病，僻处大华山之净室，书一死字于门上，坐卧任其自如，山肴野蔬列具于前，一日食桑椹、莼菜有味，又食麻雀、豚鼠而甘，后专啖此养息，三年乃愈。

鼓 胀 证 治

鼓胀之病，当责重于少阴，如右肾火亏，不生脾土，土不制水而致肿胀；左肾水亏，上盗母食，肺金受害，气化不行而致肿胀。《金匮》有五水之名，曰风水、皮水、正水、石水、黄汗。风水脉浮，外证骨节痛，恶风。皮水脉亦浮，外证腹胀如鼓，按之没指，不恶风。二症皆主发汗。正水脉沉迟，咳嗽喘满，小便不利，法主清利肺气。石水即疝瘕之类，水积胞中，坚硬如石，牵引左肋作痛，治详金匮疝气门。黄汗即瘅②水，一身尽黄，汗出如柏汁，能食不能动作，治详金匮黄瘅③门。盖五水之发，无不本之于肾，以肾司开阖，为水火之化原。见是阴水为病，便当遵用开鬼门之法，发其汗，或补益肺气，令脾肺有权而水自去。见是阳水为病，便当遵用洁净府之法，或培植肾气，使水得以归经，而鼓胀自消。惟是源头不清，以致

---

① 豢（huàn 换）：喂养。

② 瘅：湿热。

③ 瘅：通"疸"。清·朱骏声《说文通训定声·乾部》："瘅，假借为疸。"

支流百出，病在营卫，而误攻其脏腑者，病在脏腑，而误攻其营卫者，乃至邪气不服，泛滥浸淫，入于脾而肿胀，入于肺而喘促，邪积腹中，积久生虫，虫成蛊，腹日益大，故时人呼为鼓胀也。其病已成者，还宜保定元气，待元气完固，看其是痰、是血、是气、是虫，即用对症药攻之。攻后小心保重，亦可全生。此症惟妇人最多，而东海鱼盐之乡更甚。其阴阳虚实之辨，首卷已悉，兹不赘。

集古

华元化曰：水者肾之制也，肾者人之本也，肾壮则水归于经，肾虚则水散于皮，气血不从，虚实交变，水随气流，故为鼓胀。务故曰：贵重于肾也。

仲景公曰：腹满不减，减不足言，宜下之。腹满时减，复如故，此为寒，当与温药。务按：下之是主三承气汤△，温药是主麻黄附子细辛汤△，或防己黄芪汤△。

王好古曰：《经》云下之则胀已，此指湿热有余者言也。如果有余，则浚川散△、舟车丸△、疏凿饮△、三化神佑汤△，此等治法，皆不可少。《经》又云：脏寒生满病。是指脾胃虚弱者言也。如果虚弱，则实脾散△、异功散△、流气饮△、安肾丸△、见睍丹△、禹余粮丸△之类，宜选用。

张介宾曰：水病有单腹鼓胀者，是邪气结聚，外虽绷急而中空无物，其象如鼓，又名蛊胀，是脾肺肾三经病也。欲治此病，必先申其郁气，惟下焦之真气得行，始能传化，惟下焦之真水得位，始能分清，求诸古法，惟金匮肾气丸最稳。

新方

先师见人通身浮肿，皮光如水晶，教用桑白皮、赤小豆和鲤鱼食之，食三次，则小便利而肿胀消。又青矾煮乌豆食之，可除黄疸。川楝子煮红枣食之，可祛蛊胀。师又云：水肿易治，惟单腹鼓胀难医，以其人元气先虚，而后邪气结于腹内，宜先固其本而后治其标，固本已见好古论，治标余有新传二方开后。

石门方：附子、椒目、大戟、桃仁、芫花、李仁、甘遂、牵牛、胆矾、五灵脂、续随子，共药二两，加斑蝥十个，气盘三十个，砒霜三分，制造为末。每服二钱，虚人只一钱，服三次。蛊胀尽从大便而去，要忌盐百日，此传自石门方也。

消蛊方：槟榔、木香、雷丸、巴豆、轻粉、阿魏、硇砂、干漆灰、使君子、红蚯蚓，共为末，米泔水化下则行，沙糖水化下则止。二方虽则峻厉，然而有病则病当之，不必疑也。又东海有种蛊放蛊之术，此二方并皆治之。

噎 膈 证 治

首卷卫生诸说，劝人保守身体，而人为情欲所牵，事机所扰，不能保守，以致五志厥阳之火，郁遏于心胞之内，胸中痞闷，喉间梗塞，食不得入，或入而复出，经谓之三阳结为膈。盖指胃与小肠、膀胱之三阳并结，则正气不运，而邪气上逆，故为噎膈。此要细心区别，如胸前紧逼，湿物可下而干物难下，其病在吸门。又或食下而胃脘胀痛，必待吐出才安，其病在喷门，是上焦噎也。又或朝食暮吐，暮食朝吐，心下嘈杂，嗳腐吞酸，其病在幽门，是中焦噎也。又或腹内思食，上不主纳而下不主出，大便如羊屎，小便似豚膏，其病在阑门，是下焦膈也。《经》谓上焦如雾，中焦如沤，下焦如渎。雾者地气上升，其人刻苦太甚，其气有升无降，气不施化而病于上。沤者水上浮泡，邪气乍聚乍散，其人忧思过度，血不灌溉心脾而病于中。

渎者四水所汇，阴阳相溷①，其人精血亏残，三焦不清，四渎闭塞，便成关格之危候。治此又要分出浅深次第，看其病在何门，伤在何脏，若但起于近日，犹有外邪可疑，如其经年累月，则是内伤已久。务见聪明才智之士，中年以后，精力就衰，每有斯疾，而少壮无是病也。其浅者可以药治，而深者必听胃气自为敷布，如肾中之真阴仍在，则能上顾肺母，胃关自开，如膀胱气化得行，则能降伏邪火，胃关亦开。若不究三焦之本，而但以劫药治标，亦终必亡而已矣。

集古

抱朴子曰：凡人争名夺利，夜不得眠，半夜腹内烦热，口苦舌干，便是噎膈之兆。起先犹能饮食，并不介意，其后不能饮食，乃来求医。孰知七年之病，不蓄三年之艾②，悔之晚矣。张鸡峰③曰：此是神志间病，须静观内养，乃为有益。盖百病之生，起于六气，而噎膈之成，由于七情。时医用药，无非透膈、疏气、化痰、清火、养阳、润燥之方，然病在神志，所谓心病还须心药也。心药者，向来外事纷纭，今已受病，便当屏绝诸魔，任是勋猷赫奕④，只是亡⑤情，夫是之谓静观。向来诱于物欲，今已受病，便当僻处深山，如同死去，夫是之谓内养。诚能如此，则噎膈通而饮食进，枯燥润而阴血生，此法可解百

---

　　①　溷（hùn混）：混乱。

　　②　三年之艾：病久了才去寻找治这种病的干艾叶。比喻凡事要平时准备，事到临头再想办法就来不及。语出《孟子·离娄上》："今之欲王者，犹七年之病，求三年之艾也。"

　　③　张鸡峰：张锐，字子刚。宋代医家。著有《鸡峰备急方》。

　　④　勋猷（yóu由）赫奕：伟大的功绩。猷，功绩。

　　⑤　亡：通"忘"。清·朱骏声《说文通训定声·壮部》："亡，假借为忘。"

病。务见噎病与人共席，不能举筋，一人私食，反能吃下，则知净养为度世金针。

虞天民曰：噎膈犹沟渠淤塞，水道逆行，食梗于喉，张口瞪目，气闷欲绝，有痰噎、火噎、气噎、血噎、虫噎、食噎之不同。若兼有内伤诸证，百不救一，但是胃中受病，食入而呕，有痰者宜涤痰汤，有火者宜泼火散，气虚宜人参养营汤△，血虚宜滋燥养营汤△。病在上焦者，五膈散△或十膈散△。在中焦者，越鞠汤△或透骨丹△。在下焦者，清心饮△或进退黄连丸△。此病原不拘方，要看浅深缓急，随症用药。

新方

食物梗塞，不得上下，灸膈俞穴七壮，即吐出，灸中脘乳根穴，即吞下。

周廷秀曰：最苦是噎病，见人食物，自己不能吃下，腹中饥馁，求生不能，求死不得。取玉簪花根捣汁，将汁灌喉，可进饮食。若食饭噎而饮酒不噎，即可以酒为生，或以醇酒调琼玉膏，呷①下，或以蜜水调凤髓煎，呷下。又西瓜、雪梨、甘蔗、莲藕、牛乳、羊乳、猪血、鸭血、豚膏之类，皆可延年。又啄木鸟同斑鸠煮汁，能开上焦噎，虎爪磨烧酒，能开中焦膈。

中 风 证 治

人身肥胖，营卫空疏，贼邪易入，身中先有病根，后因感冒而发。《内经》分为风、厥、痿、痹四证，皆以病人虚弱为本，而风为标。《金匮》又分经、络、脏、腑，以明其治。其谓寸口脉浮而紧，紧则为寒，浮则为虚，虚寒相抟，邪在皮

---

① 呷（xiā 虾）：小口饮。

肤，浮者血虚，络脉空疏，贼邪不泻，或左或右，邪气反缓，正气即急，正气引邪，喎僻不遂。邪在于络，肌肤不仁。邪在于经，即重不胜。邪入于腑，即不识人。邪入于脏，舌即难言，口流涎沫。务按：风有浅深缓急之不同，其浅而缓者，或挟有外邪，治去外邪自愈。其深而急者，奄忽倒仆，不知人事，或旦发夕死，或旬日外死，幸而苟延性命，亦成废人，任服百药无效，此风病之最难治者也。又或中风以后，战栗咬牙而发厥者，热厥由于阴虚，寒厥由于阳虚，皆肾气不足故也。又或经络短缩，左瘫右痪，筋脉不用而成痿者，亦是脏腑亏损之候也。又或皮肤不仁，身上一块麻木，刺灸不知痛痒而为痹者，更是阳气衰败之征也。三证皆统于风门，谓为中风可也，谓为厥病、痿病、痹病，亦无不可也。而《内经》必分其名者，以风为阳邪，阳虚邪害空窍，犹有邪气可言。而厥与痿痹，是由内脏先虚，原与外风无涉，故老年人患此，十中难保一二，而少壮中风者，皆有可治。通一子谓有邪者，病由乎经，即风寒湿三气之外侵也。无邪者，病出乎脏，即精神气血败乱之候，所以难也。

集古

华元化曰：风中脏腑，宜灸其俞，如心风灸心俞，肺风灸肺俞，皆可愈也。长桑君见人陡然一叫而气绝者，灸丹田自苏。半身不遂，灸百会、悬钟、环跳自活。斜左灸右，斜右灸左。

抱朴子曰：中风不语者，痰蔽肺窍也。语言塞𬼈①者，舌根短缩也。口眼喎斜者，肝风躁急也。有汗而拘急者，营卫气虚也。无汗而拘急者，经络邪盛也。若见汗出如油，摇头直视，

① 塞𬼈（jué 决）：塞住嘴巴的鸟，比喻言语不利。

口开手散，遗屎撒尿，是为绝证，不可为矣。

沈以潜[①]曰：风必挟痰而发，痰之本在肾，痰之标在脾，正以脾肾衰败之极，故风盛生痰，使脾气不虚，则肝木虽强，必无横发之患，使肾水不虚，则肝木得养，又何有强直之灾。故治风宜先治痰，治痰宜先理脾肾。如初中风者，宜小续命汤△，继用侯氏黑散△，皆兼理脾肾之药也。因于痰者，宜风引汤△。因于气者，宜七气汤△。厥病，宜独活寄生汤△。痿病，宜虎潜丸△。痹病，宜星附散△。稍得病瘥，随用补剂，如大造丸△、赞育丹△、正元散△，皆助脾肾之化源也。

新方

耕心道人曰：痹之为病，气虚则麻，血虚则木，麻木不已，则偏枯痿废。《经》云：寒则反折筋急，热则纵弛不收。盖寒则血凝，血凝则筋脉不利，而反折拘急。热则气不摄，气不摄则筋软无力，而纵弛不收。偏左者其急在左，偏右者其急在右。凡拘急之处，即气血所亏之处也。治宜补偏救敝，滋养气血，如木枝枯槁，但培植根本，自能发荣滋长矣。

陡然中风气绝者，以开关散吹鼻，有嚏者生，无嚏者死。若贫人得此重症，烧醋炭薰鼻，灌姜汁童便自苏。或以辣蓼根捣汁，和龙眼、荔枝、烧酒灌之亦苏。若身上麻木，刀割不痛，以天雄捣饼，贴于麻木上，艾火灸之，灸七次自活。又虎骨膏△和醇酒服之，治惊痫瘈疭有效。又花脑酒，治诸风掉眩亦效。花脑即乌梢蛇也。又豨莶草久蒸久曝，和蜜为丸，治一切风症皆效。

一 论 瘟 疫

从前混解温病为热病，上堂师会讲温证语录，始分风温、

---

① 沈以潜：沈元，字以潜。明代医家。

湿温二大提纲。盖谓温即瘟也，又名疫疠。病人头面腮颐，肿如匏瓜，是为大头瘟。喉闭失音，颈筋粗大，是为蛤蟆瘟。胸高胁起，呕汁如血，是为瓜瓤瘟。遍身红肿，发块如瘤，是为疙瘩瘟。腹鸣干呕，二便不通，是为绞肠瘟。清便泻利，足重难移，是为软脚瘟。务按：瘟症奇形怪样，土音呼名不同，然不论是何瘟症，总不出乎风湿两端。风成阳毒，湿成阴毒，阳毒则有大头、蛤蟆、疙瘩等症，阴毒则有瓜瓤、绞肠、软脚等症。此皆内外合邪，自不得与伤寒正例同治。然舍《内经》《金匮》之法，别无可以下手也。说者谓天灾流行，人有劫难。务谓其人元气本虚，又触水土不正之气，一人病死，延及一方。然一方之中，其人元气旺者，泰然无恙，元气稍亏者，病而复愈，全亏者，终不能愈。是瘟不病人，而人自病，不必怨乎天也。即使水土为灾，亦抵病在一方，而一方亦有长寿者，更不必尤乎人也。《内经》谓冬不藏精，春必病瘟。所重在精气神气，若精神外泄，乃有此病。《金匮》谓饥馑兵荒之后，居民饮食不调，脾胃受伤，乃有此病。今逢圣朝全盛之世，雨旸时若①，万物各得其所，瘟疫从何而来。而俗医论治，往往藉口疫邪，夫不知瘟疫之惨酷，沿门阖户，积尸遍野，亲戚不相往来。太平世界，何有其事，而著书者，不妨说此，以备不虞。爱惜斯民者，不妨阅此，以备采择。

二 论瘟疫

《东垣十书》云：春月木当发生，阳以外泄，孰为鼓舞，肾

---

① 雨旸（yáng 阳）时若：晴雨适时，气候调和。语出《尚书·洪范》："曰肃，时雨若；曰乂，时旸若。"

水内竭，孰为滋养，生化之源既竭，木何赖以生乎？身之所存者热也，时强木长，故为瘟病。又云：冬伤于寒者，冬行秋令也，当寒而温，火盛而水亏矣。水既已亏，则所胜妄行，土有余也，所生受病，金不足也，所不胜者侮之，火太过也，火土合德，湿热相生，故为瘟病。务按：此论是说春瘟、冬瘟，俱因水亏火旺而起，亦是申明《内经》冬不藏精，春必病瘟之语。然而童男、室女、旷夫、阉宦、僧尼、寡妇之辈，何尝肾水内竭，而亦有罹瘟疫者，明是外感水土不正之气。病之缓者，可以药治，急者，亦甚难医。明哲之士，或置贯众、百部于井中，辟其水毒；或纳雄黄、朱砂于鼻内，辟其气毒；或遇壮阳刚燥之时，即避其热气；或遇淫雨霏霏之候，即避其湿气。早焚安息香，夜烧醋弹石，内外俱要洁净，长幼各安其常，不作无益害有益，则可以保性命也。有谓此方不吉，迁徙他乡，然他乡亦生嫌隙，自己亦费跋涉，到底还是安居乐业，各人保重身体，不为邪说所摇，斯为上策。

三 论 瘟 疫

古者乡人傩①，孔子朝服而立于阼阶②，圣人敬谨其事，盖以正胜邪也。气之正者，冬寒夏热，万物咸亨③。气之邪者，恒雨恒旸，燥湿因之而起，其气小戾，则殃及于鸟兽虫鱼物类，以故猪瘟死猪，马瘟死马，其气大戾，则殃及于人。有病八九日而不死者，有病二三日而即死者，故《内经》《金匮》诸书，

① 傩（nuó 挪）：古代腊月驱逐疫鬼的仪式。《论语·乡党》："乡人傩，朝服而立于阼阶。"何晏注："孔曰：傩，驱逐疫鬼。"

② 阼（zuò 坐）阶：东面的台阶。

③ 万物咸亨：一切事物都通达和顺。咸，普遍，全部；亨，通达。

皆为可与救治者设法。《内经》谓汗者精气也，热者邪气也。今汗出复热者，是邪气胜也，不能食者，精无俾也，正胜邪者愈，邪胜正者死。《金匮》谓发汗已，身灼热者，名风瘟。又谓阴气为栗，足膝逆冷者，名湿瘟。风温不可发汗，发汗则惊痫，时瘛疭。湿瘟不可攻下，攻下则脐筑①湫②痛，命将难全。其风瘟则主承气汤，湿瘟则主附子汤。圣医立法，原不在多，只是分得阴阳明白耳。后世嘉言老人，推广其义，谓阴气前通者，降而逐之，兼以解毒。阳气前通者，升而逐之，兼以解毒。阳毒必得发出斑疹而解，阴毒必得阳回汗出而解。务按：此症最要眼巧心灵，先识运气所主，次察病势情状，以审脉辨症用方，其于风湿之孰多孰少，治疗之从上从下，补救之先阴先阳，毫发无讹，而后可称活人手眼。

四 论 瘟 疫

《天文志》载瘟星，《广舆记》载眚③氛④，泸水有哑泉⑤，海南有瘴气，避之则吉，逆之则凶。疫邪着人，犹哑瘴也，中其毒者，起先凛凛畏寒，随而浑身发热，下身如火烙，头痛如刀劈，汗出热不退，昼夜无宁时。症与伤寒相似，但伤寒循日传经，其势缓，疫邪越经而传，其势急。风瘟则赤身露体，怒目突睛，狂越躁扰，妄见妄闻，脉浮弦而短气，七日传遍六经则死。湿瘟骨节烦疼，不能转侧，声嘶口噤，气促痰鸣，不待

---

① 筑：填塞。
② 湫（qiū 秋）：积滞。
③ 眚（shěng 省）：灾难。
④ 氛：古时迷信说法指预示吉凶的云气，多指凶气。
⑤ 哑泉：有毒的泉水。

传经而死。故言疫病与伤寒不同，比之两感症更甚，以其气之暴也。暴气所发之地，水土改常，山川寂寞，鸡不司晨，狗向野吠，病者说神道鬼，令人害怕，兼之尸气臭恶，传染于人，愈令害怕。若欲探亲问疾，必须精神完固，腹内充饱，嚼大蒜，饮烧酒，手握保灵丹。到病人房内，揭开帏帐户牖，以扇张风，不可对面说话。男病其毒在口，女病毒在前阴。又教其家人小心防避，则不至于传染。若病家欲作禳灾①建醮②、唱戏杂剧之事，听其自便，亦勿阻遏。盖此事虽属荒唐，然能令人惟喜，病者不至孤寂，而后可以看症捡方。至于一切治法，必以五运六气为祖，三阴三阳为宗，勿拘泥于后世方书，乃能别开生面。务见粗工论治，假疫而作真疫者，误人不小，及遇真疫当前，不能识其浅深次第者，更复不小。因是体会古名家大意，以与时师商酌，如以务言为当，则请从之，苟不得其当，虽十易之，不为过也。此世间不常之病，特望世间不常之人救之。

五 论 瘟 疫

尝忆康熙辛丑年，抚郡大旱，赤地千里，乡村瘟牛，其牛鼻无汗，头低尾垂，行走不动，泄泻青粪而死。屠户剥开，见其胆大如缶③，俗谓之胀胆瘟也。次年大饥，野有饿殍，猪亦病瘟，其猪身热吼喘，皮外起小疱数十枚，疱破则死。宰夫剖开，见其肺胀塞满上膈，血水臭恶难闻。雍正丁未年，在河南见羊瘟，其羊大叫跳跃，屎尿不出，四足拳曲而死。其肠一节红，一节黑，绞结倒乱，脂膜枯槁。乾隆辛酉年，在广东见马

---

① 禳灾：祈祷消除灾殃，去邪除恶。
② 建醮（jiào 叫）：道士设法坛做法事。
③ 缶：大腹小口，有盖的瓦器。

瘟，其马皮肉跳动，口内出血，不食水草，遍身肿胀而死。其尿脬外有一血块，塞其前窍。此皆亲眼看见，虽是物类，将绝之时，其脏腑必先受其病者，比之于人，何独不然？以是知牛之胀胆瘟，即人之少阳病也，汗之不能，下之不可，从乎中治，而邪难外出。盖少阳胆火，藏于厥阴肝木之内，木火相煽，腹内如焚，煎熬真阴，尽从大肠而出，所以泄泻青粪也。泻久亡阴，所以不能走动，而为软脚瘟也。自后见有软脚如牛者，必除肝胆之风火，滋养肺肾之金水，或可保其天年。夫牛于春夏用力作劳，汗血亏残，而又口食旱草，身受热气，热毒藏于肝胆募原之间，以此知其必发瘟病也。至于猪病皮起小疱，即人之疙瘩瘟也。羊病屎尿不出，即人之绞肠瘟也。马病遍身肿胀，即人之大头瘟也。物病亦可方人，是必折其郁气，资其化源，同天气者寒清化，同地气者温热化，用寒远寒，用热远热，假者反常，反是者病。有心济世者，当不以务言为谬。

六 论 瘟 疫

再说天地之气，寒暑灾祥，有不得其正者。人在气交之中，刚柔燥湿，亦不可以一例论者。如劳苦人，终岁勤动，汗血先伤。安逸人，好色贪淫，精血先伤，偶感外邪，尚不能耐，何况受此不正之气，其能支持大病乎？故吴又可、聂久吾①治疫方书，皆为无内伤者立法，若有内伤，一切驳削之药，毫不可用。今且再说疫邪初起，有呕吐者，即以瓜蒂散助之，使疫气从口鼻而入者，复从口鼻而出，所谓高者因而越之也。吐后发

---

① 聂久吾：聂尚恒，字久吾。明代医家。著有《活幼心法》《痘疹心法》《奇效医术》等。

热口渴者，即以达原饮代茶，时时服之。邪若外解，或身上常出臭汗，或肌肉发出斑疹，斯为吉兆。若邪气内陷，或心中烦闷，腹内痞满，或腰疼骨痛，不能饮食，其人身体强壮，果属真热假寒之症，放胆用承气汤，驱之下出。稍有疑畏，则风瘟充斥，昏迷不识人，口噤不能言，狂越燥扰，筋脉抽掣，身热发黄而死。若其人虚弱，果属真寒假热之症，放胆用理中汤，把住关隘。稍有疑畏，则湿瘟从胸而起者，咽喉肿痹，舌胀睛突。湿瘟从背而起者，颈筋粗大，头冷若冰，浑身青紫而死。此疫邪之惨酷，不得不用大药以救一时之急。倘进药后，病势稍减，其阴虚者，改用犀角地黄汤；阳虚者，扶阳助胃汤。如对奕者着①着照应，乃可以觅和局。又要晓得岁运主气，司天客气，如少阴君火司天，岁宜咸以软之，酸以收之。六气各有所主，五方各有药味，识其何药当年，择取一二味于解毒方中，其应如响。若只泥定普济消毒与夫时流方书，此必不得之数矣。

七 论 瘟 疫

《金匮经》曰：阳毒之为病，面赤斑斑如锦纹，咽喉痛，唾脓血，升麻鳖甲汤主之。阴毒之为病，面目青，身痛如被杖，附子吴萸汤主之。此二方是治疫病灵犀，教人更进一层讲究。见得山川雾露之戾气，着于人身，其病男妇长幼相似。阴中于邪，必表虚内栗，阳中于邪，必项强腰痛，故以此药先平其戾气，然后看其邪传何经，即以其经为治，兼用解毒之法。如疫邪在太阳经，有表证者，即于麻黄、大青龙汤上着想；有里证者，即于泻心、陷胸诸汤着想。少阳则用小柴胡汤，过经不解，

---

① 着（zhāo 招）：下棋落子。

用大柴胡汤。阳明经证，葛根汤、白虎汤；阳明腑证，三承气汤。太阴腹满泻利，口不渴者，四逆汤。少阴身痛卜利，干呕烦者，白通加猪胆汁汤。厥阴手足冷，下利清谷者，当归四逆汤。或谓此是仲景治伤寒成法，而于移以治疫，毋乃谬乎。务谓仲景之所以为医祖者，因著此法以传后世。凡病皆当师其意，不独治疫为然也。疫亦伤寒之类，又何不可以移之也。厥后又有张、刘、李、喻数十名家之书阐发瘟疫大义。光天化日，尽跻①康宁，未事则可预防，已事不至迷惑。但疫邪发作，乡人每不用药，多信僧道祈禳，耽误时日，及至危笃，勉强请医，甚费力矣。嗟嗟！务生七十余年，所见各方风俗不一，南北气候不同，病出千态万状，皆从伤寒而起。时人不能圆机活泼，执定一切成方，浅病致深，深病致死。甚至奸狡煽惑，如曰我有捷方秘诀，是即齐东野人之言②，不足信也。今将治疫诸法，条列于后。

列方

普济消毒饮：人参、桔梗、元参、薄荷、黄芩、黄连、马屁勃③、柴胡、升麻、橘红、连翘、僵蚕、甘草、鼠粘子、板蓝根。

李东垣立此方，原欲两解表里之疫毒也。

达原饮：槟榔、草果、知母、厚朴、黄芩、甘草、白芍。

吴又可谓疫邪藏于募原之间，用此达于邪所。务按：此是

---

① 跻：到达。

② 齐东野人之言：比喻道听途说、不足为凭的话。出自《孟子·万章上》："此非君子之言，齐东野人之语也。"

③ 马屁勃：中药马勃的别名。见明·李时珍《本草纲目·草部》第二十一卷马勃。

治疟之药，与疫毫不相涉，且不利于虚人。

犀角地黄汤：黄芩、黄连、白芍、甘草、牡丹皮。煎汤，后加生地黄汁一杯，犀角磨汁一杯。济生拔粹方，制此为泻火之剂，疫邪身热不退，宜频服之。

扶阳助胃汤：附子、肉桂、干姜、白术、橘皮、白芍、炙甘草、益智仁、草豆蔻。罗谦甫自患食不克化，常服此药。疫邪呕吐泄泻，胃中寒者宜之。

升麻鳖甲汤：升麻、当归、蜀椒、甘草、雄黄，研细，鳖甲醋炙为末。仲景意中，谓平原旷野之地，其气常温，人病阳毒，故以此汤先平其戾气，则疫自止。

附子吴萸汤：人参、附子、丁香、川乌、生姜、甘草、吴茱萸。仲景又虑山高水深之地，其气常冷，故用附子，又用川乌，辟其冷气，而阴毒自愈。

麻黄汤：麻黄、桂枝、杏仁、甘草。

大青龙汤：即麻黄汤加石膏。

甘草泻心汤：黄芩、黄连、人参、半夏、干姜、甘草。

黄连泻心汤：黄连、甘草、黄芩。

大陷胸汤：大黄、芒硝、甘遂。

集方

赵耕心道人曰：疫有大头、蛤蟆、疙瘩、瓜瓤、绞肠、软脚证候，名虽不同，要细察其寒热虚实，不得执定栀、柏、芩、连为解毒圣药。如初起有宜吐者，吐去胸中秽浊之物，即是解毒；有宜汗者，发出营卫臭汗，亦是解毒。惟邪伏身中，令人不觉，一旦发出，变证多端，未可一言尽者。然不论是何疫，见是阳证阳脉，便要在清凉一边着想；见是阴证阴脉，便要在温暖一边着想。仲景伤寒书三百九十七法，法法可通，一百一十三方，方方可用。惠民先生注有《金匮晰义》，今复将伤寒紧要方列在第七卷，欲人活泼取用。此病又要晓得何药当年，拣出一二味为引经，自然桴鼓相应。吾见穷乡僻壤无医药之处，专门调理饮食而愈者。有用针砭熨灸，以及保灵、救苦、白犀、青囊①等法而愈者。用得其当，动手便可救人，矧此大证当前，非达权②通变之士，必不能救。

脉法

风瘟之脉，最怕微弱，以阳证得阴脉，恐不能驱毒外出也。湿瘟之脉，又忌弦紧，以阴证得阴脉，邪踞腹中不散也。若服药后，其脉小者渐大，弱者渐强，紧者渐缓，弦者渐滑，则是营卫将通，饮食得进，或出臭汗而解，或发斑疹而解。

调理饮食

伤寒病虽不能食无妨，疫病全赖饮食。盖胃气有权，始能驱毒外出。如阴证可与温暖食，阳证可与寒凉食，或雪梨、甘蔗、荸荠、柿干、绿豆、藕粉、饴糖、白蜜、西瓜、苦瓜、蔬菜等类，皆可选用，不尽在于一剂之汤也。

砭法：疫邪初起，身上有青筋，取两手曲池穴旁之大络及足肚委中穴旁之大筋，磁锋刺破，砭去恶血。北人谓之打寒，又名出红汗，此法可治时行诸病。

针法：身黄发热，狂妄谵语证候，刺角孙、阴陵泉穴出血。凡刺先要戛擦数十遍，令其血聚，然后针之。

敷法：染疫之人，身热烦躁，以姜汁和燕子窠泥，敷肚脐上，如热又不退，则以井底青苔敷之，内饮人中黄汁，或童便、

---

① 保灵救苦白犀青囊：即保灵丹、救苦散、白犀丹和青囊方。
② 达权：通晓权宜，随机应付。

雪水皆可用。

熨法：湿瘟不得汗出，以橘叶、艾叶、桃叶、吴萸叶各一握，麻油和盐醋同炒，绢包熨遍身。如又不汗，则使小孩踩踏身上，或以汤壶盛滚水熨之，汗自出。

刺法：凡瘟疫身热不退，宜刺角孙、委中、尺泽出血。

解疫法：蚯蚓泥和晚蚕沙煮热，布包贴胸前，疫热自退。

疫邪结胸：葱白、生姜、萝卜、大蒜、食盐同捣烂，炒热，绢包熨胸前，久熨病者能吐，其胸自宽。

保灵丹：雄黄、朱砂、蜈蚣虫、斑蝥、黄丹、麝香、山豆根、黄药子、续随子、巴豆仁，米糊为丸，如龙眼大，细茶磨下一丸。能解疫毒及一切食毒、药毒。

救苦散：桑叶、芙蓉叶、白及、白苏、白芷、黄芩、黄连、黄柏、大黄、黄牙硝、天南星、山慈菇、赤小豆、金线重楼，共为末，蜜调成饼。凡疫毒身上肿痛者，以此敷之。

白犀丹：麻黄、雄黄、血竭、甘草、麝香、元明粉、山慈菇、犀角屑，共为细末，麻油蘸，点眼吹鼻，重被盖覆取汗。凡病初起，可用此法。

屠苏酒：麻黄根、附子、肉桂、桔梗、防风、干姜、蜀椒，共浸酒内饮之，可辟疫气及辟一切瘴气、秽气。

玉瘟丹：黄芩、黄连、黄柏、青黛、甘草、栀子、苏子、香附子，酒煮大黄为丸，朱砂为衣，可辟疫气，未病者服五分，已病者服二钱。

苏合丸：沉香、檀香、丁香、木香、乳香、麝香、冰片、安息香、雄黄、朱砂、荜茇、诃子、犀角尖、白豆蔻、苏合油，和白及为丸，金箔为衣，黄蜡包裹，口中含化，能辟疫气。

青囊方：龙骨、虎骨、犀角、象牙、雄黄、朱砂、蜀椒、安息香、苍术、槟榔、大黄、白芷，共为末，作一小囊，佩于身上，每人一囊，可辟疫气。

寸金丹：青皮、陈皮、柴胡、前胡、苍术、白术、藿香、木香、黄芩、防风、苏梗、桔梗、川芎、川朴、白芷、白芍、羌活、桂枝、半夏、神曲、茯苓、升麻、葛根、乌药、砂仁、枳壳、香附、细辛、甘草、草豆蔻，各等分，法制为末，面糊为丸，朱砂为衣，每丸重二钱五分，治时行湿瘟诸疾，及一切外感寒邪，内伤积滞，头痛身热，腹痛吐泻，瘴气，郁气，疟疾，痢疾，并皆主之。此与百效丹是江西各上宪①捐赀②合制，拯救穷民，每于夏秋间布施此药。江省藉以救活者，数十年矣。

百效丹：南星、半夏、天麻、白附、僵蚕、全蝎、防风、荆芥、枳实、广皮、桂枝、薄荷、桔梗、茯苓、当归、川芎、白芍、白术、连翘、贝母、大黄、栀子、黄芩、花粉、黄连、滑石、黄柏、甘草、石膏、元明粉、瓜蒌仁，共磨细末，米糊为丸，青黛为衣，治时行风瘟诸疾，及中风不语，痰迷心窍，一切外感杂病之有燥热者，并皆主之。此与寸金丹，皆得自阁部高公溥堂所传也。有心济世之士，广制此药，以表各上宪之德，登斯民于太和，其福岂可量哉。

---

① 上宪：上司。
② 赀（zī姿）：通"资"，财货。《玉篇·贝部》："赀，财也，货也。"

卷三　幼科

初　生　说

人禀天地之气而生，亦赖父母之德而成者也。父母元气充足，生子必贵而多寿，若元气不足，子必贫贱而夭折。今且说其初生时，宜拭去口中瘀血，可免疮毒喉舌之患。又宜紧扎脐带，则湿气不能渗入，亦免脐风之忧。乳食不宜过饱，饱则脾气不运，而吐泻之所由成也。襁褓不宜湿，若尿浸入于里，而寒热之所由发也。抱儿宜见天日，所谓天生地养，而气血赖以坚固也。衣被宜温寒得所，寒不加衣则伤寒，热而多衣则伤热。包扎不可太紧，紧则不能转动而多啼哭也。常见重褓叠褥而闷死其儿者，实是可悯。又见汗出亡阳，妄作惊风而毙者，更可悲伤。此皆阅历之言，身为父母者，心诚求之。至于杂病方药，详见首卷。而其儿之大命，全在于天。天而培植善人乎，必有俊杰继世矣；天而厌绝恶人乎，必不保全宗祀矣。今将幼科事宜，逐一详列于后。

拭　口　法

稳妪①有晓事者，见儿初出母腹，即以手指挖去口内瘀血，稍迟则已吞下，日后必有疮毒丹疹之患。又看口内有白点者，即便剔去，勿使在内成痈。或以盐茶醮洗其口，去其黏涎，可免马牙重舌之患。

---

① 稳妪（yù 玉）：旧时以接生为业的妇女。

断 脐 法

将去脐带之水，留七寸剪断，用棉纸包裹紧扎，外加新绵盖护。儿气实者三日内即脱，虚者迟几日亦脱，脱后宜常时温暖。若有梦生者，但灸胞带即醒。若声不出者，肛门上有膜闭塞，剔破其膜，声音自出。

藏 胞 衣

胞衣者儿之根本所出，掩藏不可不慎，人知谋地葬骸骨，而不知择地藏胞衣，是犹轻生而重死也。藏之宜向生方，保藏深固，免致畜类挖掘之虞，且免盗去合药，方书名为紫河车者即此。

洗 儿

古用梅、柳、桑、槐煎汤，加猪胆汁于内洗儿，但恐一时不及，只取温和之水洗之。如天气严寒，但用旧衣抹去身上污垢，俟暖日用艾汤洗之。或满月剃头后又洗之。陈无择《育婴密语》云：忍三分寒，吃七分饱，频揉肚，少洗澡，头宜凉，腹宜暖。斯言必记。

呪 乳

初生未可即与乳哺，宜停半日。热天用甘草汤磨京墨时时呪之，寒天则加葱叶，薄荷亦可。呪此后，则可乳哺，宜抱儿端坐呪之，尝见眠睡乳儿而闷死者，可为炯鉴①。又见乳母被儿气吹后成乳痈者，亦可为鉴。

---

① 炯鉴：明显的鉴戒。

去 胎 屎

幼科诸书，谓黄连能解毒，以此吮儿，人皆信之。殊不知黄连性寒味苦，且涩大肠，胎屎不得下去，反为可忧，自后不可乱用。但见二三日胎屎不去，乳母含葱汤呵儿前心后心，及手足心。而又不通，则以葱汤洗澡，或以生蜜抹儿口，葱白插入谷道，其屎当通。果见实热在内，则以承气汤攻之。

通 小 便

以商陆为末，入麝香少许，糁①于脐上，药气入腹即通。又或肺气不利，以致膀胱闭塞而不尿者，以开关散吹鼻，得嚏则通。又方以葱白炒热，熨脐下亦通。有用苏汤洗澡，服导赤散者，与治大人皆同。

出 胎 麻

儿生七日之内，出得胎麻爽快，则是营卫调和，胎毒发出于外，其症小如芝麻，亦有白皮脱去。若胎麻不出，胎屎不去，必有奇怪症候，幼科指为惊风者误也。但出麻必要衣食寒温得所，庶免日后痘疹之灾。

劝 养 女

男是吾之血脉，女亦吾之血脉，一体视之可也。乃有豺狼父母，将女活淹活埋，是其忍心害理，天地神明必不佑也。试问尔之母何来，杀女则不孝也。尔之妻何来，杀女则不仁也。

---

① 糁（sǎn 伞）：涂抹，粘。

豺狼兽类尚不食子，而尔人也，岂杀女乎！且圣朝浩荡，何物不容，律载埋女溺女者，以故杀婴儿论。王法之所不宥①者，阴司亦定难逃。尔但小心鞠②育三五年，自然有人提挈，古有因女光大门楣，今有因男倒败家事，则生男未必为喜，而生女未必为忧，何苦淹之埋之，作此不仁之事，以伤天地好生之德乎！说此以为养女者劝。

寿 夭 说

人生世上，穷通得失，全是一团大数，不可勉强。如富贵多寿之人，生来五岳端正，骨肉调停，面皮宽阔，额上有皱纹，头发粗黑，四体有毫毛，肉色红活，后转黄红苍老色者，最吉也。更见目中黑白分明有神，是贵格也；啼声响亮，中气足也；时醒时睡，神魂安也；囟门小狭，元气聚也；大小便调，脏腑和也；阴囊紧缩，下元实也。此儿者，自是福泽所及，何用药饵！若五官不正，骨肉肥脆，其色娇嫩，日觉好看，是犹花开易谢，即可断其必夭。如是夭弱之人，日请巫医拥护，终不能保其长生。如是长寿之人，即病至垂危，而先天一点元气终不能绝。但看古来名人硕士③，受尽艰难苦楚，而得终其天年。今人纵恣娇儿，作破财物，而未见其成立。说此为爱儿太过及不得于父母者，亦可宽心自解。

听 声 音

小儿落地，啼声响亮，一连啼得十数声者，是气足也。气

---

① 宥（yòu 又）：饶恕。
② 鞠：养育。
③ 硕士：贤德的人；有学问的人。

足则神旺，神旺则色华，寿之征也。若啼一二声即住，其声短促重浊，不夭亦贱。古有听声而知病之所在，非有他巧，总是清浊长短上辨得分明，今无耳顺之人，只可说其大略。

望　颜　色

面上部位，已见《内经·寿夭刚柔篇》兹再说之。天庭心火，地角肾水，左颊肝木，右颊肺金，鼻中脾土。若论正色，则天庭宜赤，地角宜黑，左宜青而右宜白，世岂有其人乎。不过论其意义，如华陀见人天庭黑色，是水克火也，便断为凶；朱肱①见人右颊通红，是火克金也，亦断为凶。余义亦可会意，凡见生色者吉，克色者凶。若小儿之色，乍聚乍散，苟见鼻上青色不散，及眼胞下、口角傍有此色者，俱可断其虚弱之病。青白者少热气，病属阴邪；黄赤者多热气，病属阳邪。

揣　骨　骼

以手揣其囟门，其中必软，而软处阔者气虚也，狭者气足也。到九月而囟门自合，若过周岁而不合者，是为囟陷，终难养成。再揣脑后有枕骨者吉，膝上有盖骨者吉。若无枕骨者不能立，无膝骨者不能行。若遍身骨小肉丰者，元气薄也。骨大而瘦者，血不足也。凡小儿初生甚软，渐渐刚健，而其骨硬中带软，斯为佳兆。

五　软

五软者，头项手足皆软，骨髓不满故也。《经》谓心主血，

---

① 朱肱：原作"朱宏"，据文义改。朱肱，字翼中，宋代医家。著有《内外二景图》《南阳活人书》等。

肝主筋，脾主肉，肺主气，肾主骨。小儿头软者，是天柱骨弱，肾气不足故也。手足软者，以脾主四肢，中州之气不足也。说肾则当补肾，说脾则当助脾，知斯二者，可与言医。

五　硬

谓头项手足骨硬，而无柔和之意，是出自幼科之杜撰也。夫骨而至于硬，必有厥逆等症，而气不达于四体也。当察其硬厥之由，读《金匮》书，始知热厥如何治，寒厥如何治，切不可信幼科丸药。所谓水少不足以济火，药少不足以治病也。

天　相

最苦是初生无皮，或有皮而不光泽，啼不出声，或声出而无眼泪，舌黑如鸡肝，发稀如蛛网，前阴不起，粪门不通，遍身花粉白色，口角紫色如虾须者，皆养不成。父母不必忧，医者不必治，即用药方，不过尽人事而已。

辨　舌　胎

舌为心之苗，审味之本也。《金镜录》谓腹中有热，舌上必有黄胎，其胎摸之必涩。心膈热者，两边黄，中间黑。脾胃热者，两边黑，中间黄。若是虚寒，胎必淡黄而滑。此亦辨之有理，然而犹有未明。夫实热之黑，必兼紫赤，或多芒刺；虚热之黑，必带红润，全无芒刺，甚至虚寒之极，是为脏结。《金匮》云：脏结无阳证，不往来寒热，其人反静，舌上白胎滑者难治。可知舌胎不论黑白，但论滑涩，更察指纹脉息，断不失手。

舌 头 证 治

《医统》云：心经热壅则舌肿满不得息，肺热则舌强，肝热舌木而硬。脾热则舌涩而有黄胎。重舌者，舌下肿出弩肉如舌样。木舌者，舌不得转动。婴舌者，有膜遮于舌上。绊舌者，舌下有筋绊住。皆心脾之热也，俱宜砭去恶血，肿之甚者，针天突、少商二穴，以蒲黄糁舌上，其肿自退。若见上腭有白点者，即便爪①破出血。若舌上舌下肿胀，软者谓之痰包，硬者谓之痰核，剔破之，服化毒丹。

幼 科 脉 说

《经》曰：乳子病热，脉悬小者，手足温则生，寒则死。病风热喘鸣息肩者，脉缓则生，急则死。是小儿之脉，《内经》亦言之矣。何今之幼科，但看食指舌头，而全不论夫脉者，母亦谓小儿气血未充，脉小难诊，且其手足动摇，不可以诊。今于睡着时，以一指搭其脉上，定其脉息何如。如浮数为阳，沉迟为阴，阳主伤风、发热、疮疡、躁扰等症，阴主伤寒、食滞、痰饮、腹痛等病。但小儿之脉本数，以其气血方盛，故一息以六至为准。若至数无伦，是为病脉，必参之望闻问切四字，始得其详。

脉 歌

浮而有力热兼风，无力阴虚汗雨浓，有力而沉痰食害，沉而无力滞填胸，迟而有力多为痛，无力虚寒气血穷，数脉热多

终有力，疮痍无力热兼洪。

肺浮无力汗之松，沉细身凉莫强攻，咳嗽正嫌浮带数，细沉肿满定知凶，沉迟下利方为吉，洪大偏宜痘疹逢，腹痛不堪浮有力，浮洪吐血实难容。

指纹三关图三关诗

此自钱仲阳①之创始也。以食指分三关，初节曰风关，二节曰气关，三节曰命关。看其经纹脉络诸色，列歌于后。

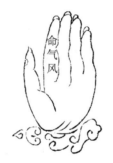

纹浮为表

指纹何故乍然浮，邪在皮肤未足愁，腠理不通名表证，急行疏解汗之饶。

纹沉为里

忽尔关纹渐渐沉，已知入里病方深，莫将风药轻试乎，须向阳明里证寻。

红色为寒

身安定见红黄色，红艳多从寒里得，淡红隐隐是虚寒，莫待深红化为热。

---

① 钱仲阳：即钱乙，字仲阳。宋代儿科医家。著有《小儿药证直诀》等。

红紫为热

关纹红紫热之征，青色为风旧所称，伤食紫青痰气逆，三关青色祸来侵。

淡白为寒

指纹淡淡亦堪惊，总是先天禀赋轻，脾胃本虚中气弱，切防攻伐损孩婴。

纹湾为病

腹疼纹入掌中心，湾内风寒次第侵，纹向外湾痰食郁，诸湾青紫恐伤阴。

脏 腑 见 证

脏腑在内，不可得见，观其外候，理甚易明，但要细心察之耳。《玉机真藏论》曰：心气通于舌，心和则知五味矣。肺气通于鼻，肺和则知五气矣。肝气通于目，肝和则视五色矣。脾气通于口，脾和则食五谷矣。肾气通于耳，肾和则听五音矣。所谓从外知内者如此。后世夏禹铸①阐发其义，谓舌乃心之苗窍，舌红紫心热也，淡白虚也。准头与牙床乃脾之窍，准头红燥脾热也，牙床㿏肿，热之极也。唇乃脾之窍，唇红热也，淡白虚也。口右扯肝风也，左扯脾痰也。鼻为肺之窍，鼻干燥热也，流清涕寒也。耳与齿乃肾之窍，耳内生脓肾热也，齿槁而枯虚也。目乃肝之窍，勇视睛突肝热也，闭目羞明虚也。小肠为心之表，小便短涩而黄心热也，尿清白而痛虚也。大肠为肺之表，大便燥结肺热也，泻利脱肛虚也。胃与脾相合，唇红而吐胃热也，唇白而吐虚也。肝与胆相合，口苦咽干胆热也，闻

---

① 夏禹铸：夏鼎，字禹铸。清代医家。著有《幼科铁镜》等。

声而惊虚也。肾与膀胱合，大筋肿痛，肾之寒入膀胱也。此禹铸之能读《内经》，教人于苗窍上以辨脏腑之虚实。无论男妇大小，皆可以此法看之，其所见不更高人一等乎！

肝 脏 虚 实

肝实呵欠顿闷，目赤睛突，火郁啼声大叫，手乱捻物。虚则睡中惊惕，露目戛牙。本经自病，或目闭不开，或开目不闭，或哭而无泪，或泪而不哭。若上视下视，其症甚重。或不转睛而直视者，是肝气将绝。

心 脏 虚 实

心血足则面色红活，心血虚则面色㿠白，热甚则口渴发热，或重舌木舌，以及丹瘤疮疡等疾，皆心经之热也。若闪入母怀，肉跳筋惕，是心经虚也。或久病汗出如油，舌出不收，音哑声嘶，皆心脏将绝。

脾 脏 虚 实

脾实则消谷善饥，热则口烂口臭，或吐舌弄舌，或有潮热困倦等症。虚则不嗜饮食，口角流涎，腹痛泻痢，肿胀疮疡等症，虚甚则成积滞，积久成疳成癖，肌肉消削。若吐泻不止，唇茧①而缩，口角撮空吐蛔，皆脾气将绝。

肺 脏 虚 实

肺实则顿闷喘促，虚则哽气长出，伤风则喷嚏，伤寒则鼻

---

① 茧：形状如蚕茧。

塞，热则鼻燥而痒，吐血衄血，疳积则鼻下赤烂，热甚则胸高骨起，后成龟胸。肺伤则鼻孔开张，肺绝则目睛直视。

肾脏虚实

肾实则少腹急胀，或消渴引饮，虚则骨软筋柔，目无神气，顶囟开解。本病诸寒厥逆，足胕肿胀。标病发热不恶热，耳内出脓水。病久筋骨痿弱，泻利腥秽，又成五软。若有急病，而小便遗失，是为肾气将绝。

《育婴口诀》云：婴儿热症有七：面赤腮红、渴不止、上气急、眼珠赤、足心热、大便闭、小便黄，是热证也。寒证亦有七：面色白、眼珠青、睡露睛、肚虚胀、足胫冷、粪鹜溏、吐泻不止是也。

直说变蒸之妄

《全儿方论》云：小儿生下三十二日为一变，六十四日为一蒸，变者变生五脏，蒸者蒸养六腑，长气血而生精神益智慧也，积五百七十六日而止。有以木火相生为说者，有以金木相克为说者。变蒸之发，其证发热惊惕，而口舌面色不变，其热或轻或重，而神气与常无异，其立言之大意如此。务亦不敢深究，而但以小儿论之，有秉体薄弱而常时发热者，有秉体厚实而无疾病者，岂薄者有变蒸而厚者不变耶，抑脏腑生于出世以后藉变蒸以成之者耶。又云五百七十六日而止，是变在二岁以前，而二岁以后即不变耶？再考之用药多杂，麝香、冰片、巴豆、铅丹等类。夫既云长养气血，又何以用此克伐之药耶！此用药与论症自相矛盾如此，务安得而不说之！但既说彼之不是，应必有自是之处，乃可以折服其心。今将外感发热分疏于此说后，而虚风各症又分疏于说惊风后。此番公案，前贤已经道破而特未曾分晰，故不辞劳苦，特与保赤①之家共商焉。

太阳经发热

小儿体气薄弱，偶值天寒则伤寒，其症面黄而带惨色，呵欠顿闷，藏头伏面，偎入母怀，是头痛恶寒也。寒后必发热，若见身热无汗，指纹浮起，色带淡红，脉得紧数者，是太阳经伤寒症也，宜十神汤发汗，切不可用变蒸丸。若发热而身有汗，鼻嚏清水，咳嗽连声，指纹淡白，纹湾向外，脉得浮缓者，是伤风症也，伤风只宜桂枝汤解肌，不可过汗，过汗则传阳明经。总之风寒皆有发热，非变蒸也。

少阳经发热

若发汗而犹有往来寒热者，是传少阳经也。少阳在半表半里之间，宜遵《金匮》小柴胡汤，清解表里，以存津液。盖因汗已出多，津液燔灼，毛窍虽通，而膈热不能外达，再发其汗，变症多端，汗药且不敢用，况敢滥用冰片、麝香乎！

阳明经发热

太阳阳明宜表解，少阳阳明宜和解，正阳阳明宜里解。而清里之药，未敢滥用，必察其指纹沉滞，其色红紫，脉沉数有力，身热露面，手足掀衣，啼声大出，烦渴饮乳，口中气热，舌胎黄涩，面红赤而大小便不利，乃敢议攻。而攻下之法，必用大小承气汤△，谁敢杂用辛热铅丹之镇惊丸乎！

---

① 保赤：养育、保护幼儿。

三阴经发热

太阴经腹满发热，少阴经腹痛发热，厥阴经手足冷而发热，甚非变蒸也。但病起自三阴，必面青吐乳，四肢厥逆，其身蜷曲，是腹痛也。偎入母怀，是畏寒也。目睛下视，是头痛也。啼声不扬，是气虚也。更见舌胎淡白而滑，指纹淡红而湾向内，脉迟无力，二便滑利，此则温之且不暇，而敢杂任变蒸之药乎！然外感证候甚多，必读《金匮》全书，乃得其解。其余杂症，详载于后。

疏　表

陈飞霞①《幼幼成》②云：风寒在内不得汗出，但取葱白汁和麻油蒸热，蘸汁擦儿五心、颈项、胸背诸处，擦定以被盖之，令出微汗，则腠里得以疏通，风寒自出。务按：疏表宜用茶调散△，灌得孩儿啼哭有汗，而表自解。

清　里

儿面赤唇红，烦渴多啼，五心微热，二便不通，取鸡蛋清和麻油，加雄黄末搅匀，头发蘸油，拍儿胸前背后。拍讫，仍将油发贴于胃口，或以凉膈散热服，而里自清。

解　烦

如热实心烦及疮毒痘疹等证，仍以鸡蛋清调水粉③，涂于

---

① 陈飞霞：陈复正，字飞霞。清代医家。
② 幼幼成：即陈飞霞所著《幼幼集成》（约刊于1750年），共六卷。
③ 水粉：中药粉锡的别名。见明·李时珍《本草纲目·金石部第八卷·粉锡》。

胃口及手足掌心，涂半时之久，则热散身凉，而烦自解。或用栀子、豆豉罨胸前亦可。若小便不利，服导赤散[△]。

开　痰

痰塞脾之大络，陡然昏愦，或暴死不知人事，用生姜、葱白、菖蒲、艾叶各一把，捣烂入麻油、好醋，炒热，布袋包裹，熨其遍身，久熨其痰自开，内服青州白丸子[△]。

引　痰

痰自上壅，喘急不得下行者，以白矾为末，入醋即化成水，面粉捏作饼子，将饼贴于足心一夜，痰从大便泄去。如不泄，以姜汁、竹沥调滚痰丸[△]，气顺则喘自定。

暖　痰

热痰用矾、醋引其下行。若是寒痰，必用附子、生姜，捣膏炒热，熨其胸背上下四肢，熨完贴于胃口，寒痰自出，或以姜汤化万灵丹[△]，驱之即出。

纳　气

虚脱大证，上气喘促，不得归原，但以吴茱萸、五倍子、胡椒、烧酒调和捣饼，烘热贴于腹脐上，其气入腹，喘促自定，内服异功散。若有疝气者，此法治之更验。

通　脉

外邪阻滞经络营卫，脉不出者，以姜汁和麻油同煎，蘸油擦其手足，往下磋挪揉捩①，其脉自通。若指纹不出，亦用此法。寒闭服通脉四逆汤，热闭服生脉散△。

定　痛

热寒积滞，以致胸膈脐腹作痛者，以食盐炒热，布袋包裹，向痛处从上熨下，冷则又炒又熨，热则痛增，寒则痛减，此法可定。热痛服泼火散，寒痛服乌药散△。

直说惊风之妄

钱仲阳著小儿书，杜撰惊风二字，而后世幼科极力敷衍②，谓小儿之病，悉由惊而生风，撰出许多名色，诳③惑乡愚。幸有程凤雏、喻嘉言、陈复正等，起而折衷之，其书久行于世，谅天下之人，知折衷之有理，而惊风不必言矣。务亦不必饶舌，而但谓惊是惊，风是风，如大惊卒恐惊也，邪气伤人风也。而风有内外不同，外是六淫之邪，由外而入者也；内是五脏之虚，由内而出者也。张景岳云：风虽肝病，亦脾肺心肾病也。小儿真阴未足，柔不胜刚，故肝邪易动，肝动则木能生火，火极生风，风热相抟则血虚，血虚则筋脉失养，而为眩瞑、振掉、搐搦、强直之类，皆肝木之本病也。及其相移木邪侮土，则脾病而为吐泻、痰饮等症；木盛金衰，则肺病而为喘满、气短等症；木火上炎，则心病而为烦热、惊叫等症；木火伤阴，则肾病而为血燥、干渴、瘘疭等症。此风病之大概也。治之之法，宜分阴阳虚实。东垣云：风木属肝，肝邪盛必克于脾，欲治其肝，

---

① 捩（liè 列）：扭转。
② 敷衍：陈述并发挥；传播。
③ 诳：欺骗。

当先实脾，后泻风木。临此大证，必察色审脉，看舌看指纹，合前卷诸说而较勘之，方能无误，而杜撰之名色，不破而自已矣。

陡 然 惊 恐

小儿忽被惊恐，最伤心胆之气。《内经·口问篇》亦常言之，有因惊而成病者，神志失散。《经》既云神志失散，此则收复正气犹恐不及，顾敢滥用惊风之药乎？即有朱砂、琥珀之类，亦只取其镇坠，初非救本之法也。今幼科皆以大惊之证，例作急惊治之，误亦甚矣，理宜温胆汤[△]或秘旨安神丸[△]。

痓 病

《内经》曰：经筋之病，寒则反折筋急，热则纵弛不收，阴痿不用。阳急则反折，阴急则俯不伸，俗人谓之惊风，名医谓之痓病。姑不论其何病，但要察其虚实而治之。实邪则是痰火为害，宜清宜化；虚邪则是气血两虚，宜滋宜补。如欲知虚实的确，细看首卷自明。

刚 痓

《金匮经》曰：太阳中风，重感寒湿而发痓。此证发热恶寒，身上无汗，手足劲急，曰刚痓。因从前汗出太多，襁褓沾湿，湿久生寒，渗入关节，故谓重感寒湿。寒湿内闭，反令无汗，宜服愈风汤[△]和其表里。若舍此不用，而误以惊风治之，势必至于摇头口噤，手足抽掣，即幼科所称四证八候俱到，亦终必亡而已矣。

柔　痉

仲景公曰：太阳之为病，汗出不恶寒者，名柔痉。其症发热自汗，呵欠顿闷，手足瘈疭。盖因腠理不密，自汗无时，所以风邪伤卫而至此也。幼科见其多汗昏沉，辄以慢惊风名之，而用辛散镇坠之药，害人非小。此证宜服调营养卫汤[△]。若涉一毫辛散之药，其汗出无止时，而痉病无止日矣。

虚　痉

如吐泻之后，神昏气倦，痰鸣喘促，昏睡露睛，手足搐搦，胸背发热，四肢冰冷，面色㿠白，脉迟而缓，此脾虚无阳症也。脾虚多痰者，宜服调中汤，或大健脾丸。若闻声而惊者，宜秘旨安神丸[△]，或养心汤[△]、惺惺散[△]。

实　痉

如口中气热，颊赤唇红，身上壮热，痰涎壅盛，牙关紧急，手足抽掣，目睛窜视，脉洪而数，指纹青紫，大便不通，筋脉劲急，是热邪实也。热实喘促者，宜大承气汤，婴儿用抱龙丸。肝火重者，宜泻青丸[△]、救苦散[△]。

痫　证

痫证眼珠翻上，牙关紧闭，卒然昏倒而有似于死状。御苑《局方》云：摇头惊跳，腰背反折，其声似鸡者，曰心痫。手足振掉，昏不知人，其声如犬者，曰肝痫。腹胀身黄，四肢不收，其声如牛者，曰脾痫。吐舌啮唇，怒目直视，其声如羊者，曰肺痫。目瞪痰鸣，手往上扬，其声如猪者，曰肾痫。务按：此证或旬日一发，或数月一发者，依其方而治之，全无应效。总因古人言之未详，后人未曾体认，而幼科又立风痫、痰痫、食痫、阴阳痫等名，便是多岐亡羊耳。赖有《金匮》书云：寸口脉浮而紧，紧则为寒，浮则为虚，虚寒相抟，邪在皮肤。浮者血虚，脉络空虚，贼邪不泻，或左或右，邪气反缓，正气即急，正气引邪，喎僻不遂。邪在于络，肌肤不仁。邪在于经，即重不胜。邪入于腑，即不识人。邪入于脏，舌即难言，口流涎沫。此论风病脉证，即治痫之根原也。痫之所成，即风寒湿之根原也。其人面色㿠白，肌肉肥胖，本有痰湿在内。未发之时，前一日似觉胸中窒塞。既发之时，陡然一叫，或有似于鸡、犬、牛、羊之声者，即时昏倒，不知人事，口角流涎，身体僵仆，直待正气来复方苏。原其人真阳素虚，或秉父母体气而成，或因大病后而成，必于发时，仔细听其出何声，身面现何色，何处冷厥，何脉空疏，流出痰涎是何样，便可分其阴阳虚实，以扶养正气为主，随加引经之药，不可泥定方书，要自己特出手眼。所谓正胜则邪衰，邪衰痫自愈。但痫证比痉病更重一倍，童年以内易治，童年以外难医。有主虎潜丸△、惺惺散△、御苑镇惊丸△，亦要随时随地而施之耳。

客 忤

客者邪也，忤者逆也。邪气逆于胸中，昏昏喜睡，以灶心土和雄黄、麝香为饼，贴于囟会穴，艾火灸饼三壮。

魀 病

因母之病，而病瘦弱如魀魉①者，宋时俗语也。其证日渐

---

① 魀魉（jīliǎng 技两）：古指小儿鬼。

尩羸，面黄腹大，时常吐泻，始为疳积，后成骨蒸。宜服调营养卫汤△，或资生丸△、肥儿糕△。

鹤 膝 风

鹤膝风亦宋时语也，原是禀赋不足，气血不荣，遂至骨节外露，筋脉挛缩，胻骨渐小，膝骨渐大。要皆肾虚不生精髓故也，法当补肾，宜丹溪补阴丸△。

脐 风 证 治

脐为儿之根本，犹瓜果之蒂也，名曰神阙，喜温而恶寒，喜干而恶湿。若包裹不慎，寒湿入之必成脐风，看儿两乳，其中有小核者是其候也。若吮乳口松啼哭不止，摇头窜视，腹上有青筋，脐风发矣。其证面赤啼叫者心病，手足发搐者肝病，唇青口撮者脾病，牙关紧急者肾病。初起只宜焠火，以大蒜饼贴脐上，艾火灸蒜上，暖气入腹甚良。又或以生姜片贴长强、命门、阴交等穴，火灸姜上，亦良。而其甚者，则用全身灯火照后二图焠①之，不惟专治脐风，即伤寒发痉，角弓反张，眼目斜视，手足搐搦，以及中恶客忤，一切风闭、寒闭、痰闭、气闭、陡然卒死等证，并皆焠之。焠后身暖脉和者生。若青筋不散，腹硬而冷，撮口吐沫，爪甲青黑者，是秉气不足，犹蒂枯而果败也。至于焠火禁忌，详见《内经》针灸图穴，而村妪乱焠乱灸，恐火气入内，焦骨伤筋，血难复也。

---

① 焠（cuì 翠）：烧，灼。

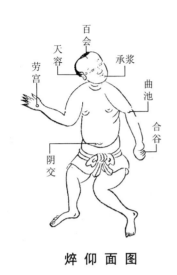

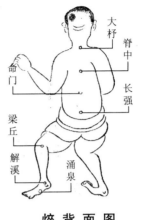

烨仰面图　　　　　烨背面图

天　钓

幼科谓脐风痰涎壅盛，手足抽搐，眼翻向上者，是为天钓。此义不必甚解，必是阳明风热，故有此候。若是天钓，岂人力所可挽回。

内　钓

又谓眼中有红丝，四肢厥逆，二便清利，腹痛曲腰者，是为内钓。此亦少阴寒湿所致。今不论是何钓，但见有热治热，有寒治寒，明者可以会意。

脐　疮

脐带落后，而腹脐突出者，是有热也。若肿而成疮者，以胭脂米和海螵蛸糁之，内服泻黄散。若脐外有青筋者，恐为脐风，必以葱白、僵蚕煎汤，时时饮之，可免。

五 积 论

婴儿气不雄壮，血不华色，知其脾胃必虚。而又不谨口腹，吮乳而又食物，食后眠睡，乳与食物积滞腹中，脾不健运，便生积滞。脾积者，肌肉黄瘦，头大项小，腹上有青筋，困倦喜睡，好啖泥土，时作泄泻。肝积者，身面爪甲皆青，骨瘦筋急，合面睡卧，目生眵泪，耳出稀脓，大便泻青色。心积者，面红额赤，身热有汗，咬牙弄舌，时时惊恐，喜伏地卧。肺积者，面白颊青，气逆咳嗽，皮肤燥熯①，毛发焦枯，鼻上生疮，常流清涕。肾积者，面色黧黑，齿龈出血，口出臭气，腹痛泻利，时发寒热。凡积在内，若得小便浑浊如米泔汁，大便泄出如鱼脑髓样，则是积有出路，不必攻击。若见唇红面白，好食茶叶、木炭、谷壳、泥土等类，则是腹中有虫，虫动必腹痛，痛久必呕清水。元气旺者，犹能驱虫外出，气稍衰弱，虫必盘踞于中，阻塞升降往来之道，甚难治疗。而治虫之法，起先只以越鞠丸与之，如不应验，则用妇人科治癥瘕积聚之法，无不愈者。夫病而至于生积，虽是脾胃薄弱，亦是父母纵恣之咎。荤肴生冷，无不杂投，以致积久成疳，疳久生虫，虫食脏腑，难于处制。所谓爽口味多偏作病也。

丁 奚② 疳

骨瘦如柴，面色惨黑，头小腹大，手足焦细，似于丁奚，亦宋时俗语也。总因母气不足，故饮食不为肌肤，宜服虎潜

---

① 熯（hàn 汗）：干燥。
② 丁奚：一种小儿赢弱之病。明·胡侍《真珠船·挲姑》："小儿手足极细，项小骨高，尻削体痿，脐突号哭，胸陷或生谷癥，是名丁奚。"

丸[△]，或以玉泉丸[△]，药料藏于饮食内，久服自愈。

无 辜 疳

无辜鸟，又名夜行游女，落毛粘于儿身，即发黄瘦，看其脑后有一小核，软而不痛，其中有虫如米粉，宜破去其虫，自愈。又云母病传染于子，无辜受病，其说近是。

马 牙 疳

龈烂口臭，是肾火直奔而上，故曰走马牙疳。此症身上多疮，或发于痘疹之后，即以人中白烧炼为末，加儿茶、青黛、冰片研细擦之，内服黄连解毒汤[△]。

蛔 疳

腹内蛔虫动，必定绞痛，痛甚则死，逾时复苏。其儿常时焦燥，皱眉哭泣，呕吐青汁，虫多为蛊，宜金匮乌梅丸[△]。

集古

刘昉[①]《幼幼新书》云：小儿不节饮食，以致食滞成积，积久成疳，疳久生虫，虫大难制，因而陨命者，甚可悲悯。今后遇有胃虚不能受食者，用癖积散。脾虚不能化食者，用温脾饮。此要看得证候明白，虚则当补，实则当泻，不可泥定一切消耗药为祛积灵犀。

新方

先师见小儿腹大如箕，青筋鼓急，知为积病，以乌药、槟榔、使君子、木香、雷丸为末，米泔水化下三钱则泄泻，沙糖

---

① 刘昉：原作"陈文中"，据《幼幼新书》编著者改。

水化下三钱则止泻，不论何等积滞皆消。又谓伤食者，以蟾蜍炙焦为末，藏于饮食内，日服五钱。有火者，以牙硝煮红枣，日食十枚。有虫者，乌梅煮黄豆，日食一合。积之重者，少加巴霜于内；轻者，单食使君子，或单食山楂、榧子、气蟹，皆愈。又方专治虫积，以苦楝根皮①，煎水饮之，其虫自出。

慢 脾 论

钱仲阳曰：慢字对急字而看则善，盖由怠慢之故。或汗多亡阳，久吐伤胃，久泻伤脾，此言甚是有理。今幼科以为慢脾风，或推或拿，或针或灸，弄得孩子啼哭，一身汗出，暂觉爽快。殊不知推拿针灸，只可以治有余之病，而施之不足之症，是犹儿已落阱而复投之以石也。慢证者，脾虚也。眼胞属脾，脾虚故眼胞不能紧合，而睡则露睛。脾虚则神志失守，故两目无神而飘荡。脾虚则痰涎无统，故窒塞喉间而作牵锯之声。脾虚则阳气不能四布，故手足厥冷而有摸空之状。虚极则生寒，寒生则大便泄泻，小便清利，便可断为慢脾之候。若治惊则无惊可治，祛风则无风可祛，散寒则无寒可散，解热则无热可解，惟虚痰上涌，虚热往来，九窍不利，诸病丛生。急忙之际，请小儿科用些丸药、末药，何益于事。务尝以六君子汤加炮姜、附子一昼夜，用人参二三钱，儿始得活。邻人有儿同病，不用补药而用火攻，即遭其害。记此以警将来。

伤 食

小儿伤食，多由脾胃之虚。今人见伤食，动手便用平胃散，

---

① 苦楝根皮：楝科植物川楝的树皮和根皮。

孰知脾胃有余，则使平之，若是不足反成坑坎矣。夫蒸化谷食，实由于水火二气，若水盛则湿生，火盛则燥生。如消渴病，是水不能制火；肿胀病，是火不能胜水。善治者，惟调其水火之偏，则谷食自化，又何伤食之有。若偶尔伤食，只宜保和汤[△]，或五积散[△]。

呕 吐 方

呕吐之义，已详首卷。兹以小儿论之，有伤食而吐，蚘动而吐，以及寒吐、热吐、溢乳、呖^①乳者，用姜汁和田螺泥塞其鼻，擦热脚底涌泉穴，然后分其虚实而药之。若药入口而复出者，是蛔动于内，必加花椒乃可。又凉药热饮，热药凉饮，可以止吐。又枇杷叶、竹茹、柿蒂止热吐，生姜汁止寒吐。凡灌小儿之药，宜缓不宜急，先灌一口，少停又灌一口，令其气得安为妙。

腹 痛 方

偶感风寒而腹痛者，以小筒烧纸于内，将筒口向肚脐上吸之，谓之吸筒。若胃脘胸腹痛甚者，以花椒为末，醋调，面粉捏成饼子，贴于痛处，艾火灸饼上，得暖气入，腹痛自止。若腹痛有声，如蛙鸣者，俗名盘肠气痛，以葱白、生姜、食盐，同捣烂炒热，绢包擦痛处，要擦得痛止方住。虫痛者，食花椒、芜荑，或服金匮乌梅丸[△]。其有寒滞腹痛之甚，但用理中丸[△]合平胃散[△]，乘热服之自愈。

泄 泻 方

泻利之义，已详痢疾方中。原是脾胃失其蒸化之职，乃至

---

① 呖（xiàn 现）：不作呕而吐。

合污下降而腹痛矣。若泻痢肠鸣而腹不痛者，是湿也，宜升阳除湿汤△。若痛一阵，泻一阵，腹痛肠鸣者，是火也，宜柴苓汤△。腹痛即泻，泻后痛减者，是滞也，宜保和汤△。时泻时止，白沫潺潺有声者，是痰也，宜顺气化痰汤△。凡久泻不止宜涩之，元气下陷宜升之。

止 汗 方

汗多亡阳，痉病之所由起也。有醒眼玄府大开，汗出不止，是为魄汗；有睡中津液外泄，是为盗汗；以及冷汗、虚汗，阵阵而出者，俱以五倍子为末，醋调填塞脐中，内服补中益气汤。如不效，阳虚加异功散，阴虚加大造丸。若不肯服药，只以石蛤和鸡食之。石蛤似蛙而色褐，南人酒席常用。

囟 门 方

脑为髓海，而髓生于肾，故肾水不足，则髓不满，而脑盖骨不合，是名解颅。外用南星、白及、柏子仁、五加皮、狗骨为末，醋调涂于囟上，内服十全大补汤。若脑骨虽合而不充满者，是为囟陷，宜补元气。若火气上冲，胸高气促，脑骨肿起，是为囟填，宜泻火邪。泻火宜黄连解毒汤△，补气宜资生丸△。

龟 胸 方

婴儿元气不足，火邪得以入之。又因多病之故，服药不得合宜，以致风热相抟，肺气焦满逼迫，逼往前者为龟胸，逼往后者为鹤背。其气不返，骨节浮露，扣之铿然有声，原是骨软不能撑持，火邪逼迫而成之者也。此症宜壮水之主，以制阳光。若再用攻伐消克之剂，鲜不促其危矣。有以按摩针灸，内服大造丸而愈，亦治其病之未成者。要知小儿禀得父母，元气充足，虽病至垂危，而先天一点真元之气不绝，死中亦有生路。若元气不足，虽日事巫医，药不离口，而终不能保其长生。故小儿科原无秘诀，只要眼巧心灵，治去杂病，一二剂自可成功，间有六淫外感之邪，都在启寒消滞上着想，不必另求诡秘奇方。愿天下男妇，共体其意。

却 病 方

语云：爱儿须爱食。吮乳之儿，勿多乳，勿缺乳；能食之儿，勿太饱，勿太饥，勿食生冷、煿炙、滞硬、辛热之物，则儿之脏腑调均，自然无病。

卷四　痘疹

正　痘　说

痘者因其形而名也。人受气于父，成形于母，二五之精，妙合而凝。其痘起于阳施阴受之始，有此胎形，即蕴此痘，毒在父母。亦有痘一次，疹一次，儿受其气，终不能免，故痘曰天疮，又名百岁疮。谓感天时客气而发者，曰天疮。一发而永不发者，曰百岁疮。上古之时，无有此证，故《内经》未尝言之。秦汉以来，亦无指授。五代后，得峨嵋山仙姥传授种痘之法，取痘脱落之痂为末，以末吹入儿之鼻中者，谓之旱苗种法。水调痘末，纳入鼻中者，谓之水苗种法。苗入六七日则发，或八九日乃发者，发时有如伤风状，遍身皆热，惟中指独冷，胸前有大热，耳后有红筋，呵欠顿闷，目如含泪，是其候也。发热重者痘必重，发热轻者痘必轻。重者脏腑内外皆有痘，轻者头面手足只数粒或数十粒。但痘不论多少，起先要有根脚，有根脚则易于灌脓收靥。其后要无根脚，无根脚则易于脱痂化毒。其人秉体厚实，虽遍身多痘，而元气始终维持，虽困无害。若生来薄弱，虽痘稀少，而元气不能化毒，终必有灾。所以种痘必先看其人之体气，而后始敢吹苗。若不知其表里虚实而概吹之，必至倾覆而后已。窃①见今日种痘之家，设立天姥娘娘坐位，其理虽荒而其事可信，谓天姥到此，则家人内外俱各洁静，一切邪淫污秽之气不敢近前，必诚必敬，则照应必周，自然顺遂成功也。若不谨慎而怠忽之，起先是顺证，而后变成逆证者，

---

① 窃：用作表示自己的谦词。

不知凡几。盖痘本欲从内出外，而六淫之邪又欲从外入内，内外交攻，有不生变者几希矣。而谨慎之法，已见初生诸说，亦第适其饮食居处而已矣。夫痘即豆也，犹农夫之种豆也。土干则不生，太湿则不长，彼且能相时而动，择地而种，必待苗而秀，秀而实，而后乃收地利。曾业医家而不知寒热温凉乎，谨将种痘事宜分晰①于后。

痘　脉

痘自发热见点，脉宜滑数有力有神，而滑数中带有柔和之气者，痘必轻而少。若滑数而兼浮洪者，痘必重而且多。倘浮洪弦革之极，全无柔和之气者，大凶之兆。盖滑数者元气也，弦革者邪气也，滑数宜见于灌脓之先，若脓已足而将收敛，脉转和缓，则是气血归原，自无后患。凡痈疽疮毒俱如此，岂独痘脉为然哉。

吹　苗

拣得稀疏圆满痘痂，晒干为末，磁罐收藏，用时以小管藏末于内，约重三五厘，儿大多与一二厘，小则减去一二厘，男吹左鼻，女吹右鼻，吹后以棉花塞之，谓之旱苗种法。又有以水调痘末，撒于棉花内，塞入鼻孔，谓之水苗种法。又有以出痘之衣，穿于未痘身上，谓之传苗种法。而今只用吹苗，取其简便而易发也。

蚤②　治

详阅痘科诸书，治法虽精，从未有一人言及未痘之先者，

---

① 晰：明辨。
② 蚤：通"早"。《广韵·皓韵》："蚤，古借为早暮字。"

今且言之。将欲吹苗，有表证者先表之，有里证者先里之。风寒湿热，无不为之荡解，务要体气安和，而后乃可种痘。若待苗发而后论药，只恐船到江心，难于补漏。故业是科者，早晚必要提防，见发热即便筹画①起胀计，见起胀即便筹画灌脓计，生死总在十五日之内，而可不为荡治乎！况痘之形色，昭然可睹，只要细心体察，观其动静，视其饮食，问其二便，有脉可诊，指纹可看。虚实寒热，当如黑白分明，丝毫不爽，乃称高手。

日　数

张景岳曰：痘疮发热三日，见点三日，起胀三日，灌脓三日，收靥三日，一共半月，乃其常数。惟痘多毒盛者，常过其期，痘少毒微者，常不及期，固有不可一例拘者。但得痘色明润，根脚红活，饮食二便如常，又无杂病，虽迟日数无妨②。设有当出不出，当起不起，当靥不靥，须详察其证候，或为元气虚弱，不能运行，则补其元气；或为杂病缠扰，不能贯通，则除其杂病。务按：六日以前，毒气将出，有杂病者常也。六日以后，杂病当除，而不除者变也，须详审而急治之。又按：痘自见点以至收靥，间或身有潮热者，是元气送毒外出，原为美事，不必除也。

气　血　论

聂久吾曰：痘疮全凭气血成功，而气血之盈亏消长，不可

---

① 画：计策，计谋。
② 妨：原作"防"，据文义改。

不透彻也。盖气体天而亲上，血体地而亲下。痘之出也，其高起之疱，气之位也，上也，气宜充焉。其四围根脚，血之位也，下也，血宜附焉。疱高而色润，是气充而居其亲上之职也。四围根脚红活，是血附而安其在下之分也。气血各得其平，自能载毒外出，此最吉之痘，勿药可也。若痘顶凹陷，是气不充也，法当补气。根脚走散无红晕，是血不附也，法当补血。其有通顶鲜红，是血反僭①上，必不能灌脓，后至痒塌以死。此非血之独盛，乃由气亏而失其居上之职，故血得以妄行而僭其位，急宜大补其气，自然红疱转为苍黄。世人谬谓红疱为血热，每用凉血行血之剂，以致气竭血尽，发痒发痛而危者，不亦悲乎。

表　虚

表虚之人，时常汗出，常畏风寒，面色青白，脉细而弱。发痘时，身无大热，痘易见点，此时即宜培养表气，失此不治，痘必皮薄色嫩，顶不起尖，根不红活，或外剥而枯，或不能收靥结痂，为祸不小。

表　实

表实必身体壮热，头疼身痛，口渴无汗，眼红鼻塞，喜冷恶热，脉洪滑有力，即便清解表邪。此时若不着意，后来皮肤焦赤，痘则红紫焮赤而痛，或为斑疹铺红，或为痈肿痘疔，幸而治愈，亦有痘后诸患。

里　虚

里虚者气促声短，神志昏愦，怠惰喜卧，脉弱无力，喜饮

---

① 僭：超越身分，冒用在上者的职权、名义行事。这里引申为血妄行。

热汤，食不知味，亦不消化，或膨胀、嗳气、腹痛、泄泻，其发热虽轻，而痘出必多。以里虚营气不足□也，宜固护里气，则不至于灰白内攻。

里　实

里实必气粗声大，胸膈胀满，口燥咽干，喜冷恶热，舌上黑胎有刺，烦躁闷乱，大小便不利，脉沉数洪滑有力。于此而不攻去里邪，必致蒙头、缠腰、锁颈、鬼痘、贼痘及痘疮入眼、痈毒疮疡诸患。以上所定表里虚实，凡病皆可会意，不独痘疹为然也。

调理饮食论

痘之始终，最要谨慎外邪，调理饮食。自发热以至见点，只可白饭、香蔬、清茶、浆粥调养，均忌荤腥，恐油腻黏滞而不疏爽也。自起胀以至收靥，最要荤肴与食，藉物味以滋养气血也。曾于穷乡僻壤无医药之处，见出痘不快，而表气实者，教食芫荽、芹菜、姜葱、苏薄、虾汤、笋尖，但得身有微汗，自然出快。其表气虚者，食糯米、饴糖、灰面、馒头、糕饼、馃饦①，亦得出快。至于灌脓，全靠饮食，阴虚则食鹅鸭、鳗鳝、猪肉、海参、默鱼②，阳虚则食鹿筋、燕窝、母鸡、羊肉以及山禽野兽，皆可与食，但要催其脓足，便是妙药。口渴，则食乌梅、柿饼、西瓜、甘蔗、蜜水。大便溏泄，食芡实、莲子、核桃、大栗、枣子、薏苡。小便不利，食葡萄、赤小豆。

---

① 馃饦（tuō托）：饼。
② 默鱼：即墨鱼，又名乌贼。

大便不利，食绿豆、猪肉汤。饮食调理合法，痘苗来得正当，自然顺遂成功。盖海参、默鱼滋阴，即药之四物汤也。鹿筋、燕窝助阳，即药之四君子汤也。西瓜、甘蔗，即药之白虎汤也。姜、苏、葱、薄，即药之解肌汤也。飞禽走兽，即药之托里汤也。梨、梅、蔗、蜜，即药之润下汤也。六谷荤肴，即药之十补汤也。乡人不达此理，恣啖物食，因而生变者固多，而节戒荤腥，以致脏腑枯竭者，亦复不少。故说出家常之物，为出痘家知所择焉。

五脏痘证

于发热时，即知其出于何脏。若呵欠顿闷，手足搐搦，是肝经痘证。面色红赤，惊悸躁烦，是心经痘证。怠惰嗜卧，四肢热甚，是脾经痘证。喷嚏涕泪，喘促咳嗽，是肺经痘证。耳尻冰冷，小便频数，是肾经痘证。再观□于见点，而脏气自然明白。痘发于肝，左颊点出。痘发于心①，额上点出。发于脾，鼻间点出。发于肺，右颊点出。发于肾，下颏点出。然有痘少者，不拘此例。

五脏杂病

鲁超曰：痘之终始，赖气血以为主持，能送毒气外出则生，不能送毒则死。痘毒在心，则为惊悸，为痛，为汗，为渴，为壮热、咽干，为斑疹、丹瘤、痈疡溃烂。痘毒在肝，则为闷乱，为水疱，为目疾，为吐蛔，为干呕，为卵肿，为筋急拘挛、寒战咬牙。痘毒在脾，则为恶食，为吐泻，为肿胀、腹痛，为手足痛、舌本强、唇

---

① 心：原脱，据前后文及文义补。

疮破裂。痘毒在肺，则为衄血，为痒，为咳，为喘，为肩背痛，为疮干皱揭。痘毒在肾，则为多唾，为腰痛，为黑陷，为失音，为咽痛，为手足厥逆、饥不欲食。凡诸杂病，详见前卷。

怪 痘 说

药能治者正痘，而不能治者怪痘也。怪痘之发，或因其人原病未愈，又感天时不正之气，不因吹苗而无故出痘。于见点时项下有一疙瘩，咽喉闭塞，水浆不下，越四五日而死。或于起胀时，攒聚一处，而有蒙头、锁口、攒胸、聚背、缠腰、囊球等症，其形如鼠迹、蚕种、浮萍、瓢沙①等样，看之有色，摸之无形，用凉药解毒，则呕吐泄泻不止，用补药托里，则壮热痛楚无休。证候犯此，不能灌脓，越六七日亦死。又或于灌脓时，遍身肉胀，而痘全不起发，惟铺红、倒陷、烦躁、喘促、眼翻、口臭，越八九日亦死。又或于收靥时，全是空痘，或灰陷、白陷、紫陷、黑陷，纵能进药，终属徒劳，越十余日亦死。夫痘不犯恶痘，虽不服药亦可得生。如其证候凶恶，虽岐黄复起，难以挽回。但痘只犯一二证，犹宜寻出生路。如灰陷蒙头，或有伏邪在内，逐去其邪自愈。如脓不足者，或因痘多，其毒分布四散，亦无大害。今幼科与人吹苗，第一要识天时，第二要识水土，第三要识人事。际此圣朝全盛之世，老安少怀，人无灾厄，惟小儿所患，在此痘疮。业是术者，早夜关心，倘有不测，谁之过与。

出 痘 论

聂尚恒曰：诸家痘书，详言于已出之后，不言于未出之

---

① 瓢沙：浮萍类植物名。

前，详言出速而稠密之危，不言留中而不出之祸。不知已出之痘外寇也，未出之痘内寇也。出速而稠密者外攻也，留中而不出者内攻也。故痘已出而死者，多在十日以外；未出而死者，多在七日以内。吾深悟其理，而明鉴其失，故长顾却虑，为未出以前诸症，设法辨其寒热虚实以施治。实热者宣发其壅滞，以逐毒外出；虚寒者补助其气血，以逐毒外出。至于寒凉解毒之说，不啻再四再三。不知种痘之家，果肯依吾否也。

辨　色

痘于出点时，表里和者，色必红活。若表气虚者，色必淡白。里气实者，色必焦红。在朱纯嘏①分出七色，究不出于表里之外。其淡白淡红者，是气虚，恐难灌脓结痂，即宜早用托里滋补之法。而铺红者，身上肌肉皆红，惟痘不红，是血僭气位，急宜扶气为主。若痘色根脚干枯，见有实脉实症，即便清热解毒，得药后而色滋润者吉，不活动者凶。

顺　证

发苗之初，时热时止，饮食精神如故者顺。见点稀疏，地界分明，心窝、耳门、天庭、喉咙无痘者顺。起胀有顶，不焦不枯，腰脊不痛，痘脚有红晕者顺。灌脓如苍蜡色，安眠善睡，食有滋味，身无疼痛者顺。脓浆饱足，从上腐下脱去痘痂，肌肉红紫，虽有疤麻，亦不为害。试看麻面之人，当初出痘，十分艰苦，后来反得长寿者，岂非元气充足与。

---

①　朱纯嘏：字玉堂。清代医家。著有《痘疹定论》。

逆　证

汗出热不减者逆。大热无汗，烦躁不寐者逆。痘未出而音哑呛喉者逆。痘出面色青晦焦枯者逆。痘形如蚕种，全不起发者逆。未起胀而痒塌塌①，抓破流水者逆。神昏气促，四肢厥冷者逆。肌肉黧黑，痛如被杖者逆。饮食难入，吐泻不止者逆。腹痛，泻脓血者逆。舌卷囊缩者逆。旧有杂病，走漏气血者逆。妇人经水适来者逆。痘后受杂病，肌肉消瘦者逆。黑色出天庭，赤色现颧骨，黑色入口角，赤脉贯瞳子，山根青黑，鼻搧②口张，气促痰鸣，凡病皆主大凶。

逆　痘　证　治

痘已见点，却不起发，随即收敛，此名试痘，极力托之，而复发热痘出者，可救。若形如蚕种，出而复没者，名为反关痘，难救。有以清魂散△救反关痘，保元汤△救试痘，亦可生者。痘疔者，与众痘独异，根脚散漫，坚硬如石，痛如刀割。宜以药针挑松四围根脚，胭脂米涂之，或以蟾酥拌雄黄点入，或以巴豆合朱砂点入，或以大蒜贴于疔上，艾火灸之。痘母者，身上红肿一块，似痈非痈，似瘤非瘤，是为痘母。或遍身多痘，三五成丛，内中有一个独大，根脚坚硬者，亦为痘母。急宜解毒，刺去瘀血。

烂痘者，痘将起胀而成血泡，随即溃烂，痛不可忍。急宜扶其元气，勿使蔓延而累及于众痘。

---

①　塌：原作"瘤"，据本书卷四·痘疹气血论中"不能灌脓，后至痒塌以死"改。

②　搧（shān 山）：扇动。

空痘者，众痘俱是空壳，内无脓浆，擦破即成烂痘。是由元气虚弱，或因泄泻不止。急宜峻补气血，补之而又无浆者，十日之外必凶。

干痘者，起胀之时，枯燥不润，塌伏不起，皮肤皱揭，牙疳口臭。此毒蕴伏于内，是水不足也。宜滋阴解毒。

嫩痘者，皮薄光泽，鲜红好看。是气虚不能摄血归原也，急宜固护元气。

温痘者，皮薄娇艳，摸之炙手，是血虚发热所致也。急补其血而热自退。

贼痘者，痘顶中有黑点，与痘疔无异，但痘疔根脚肿而贼痘不肿，诸痘未浆而此痘先熟。若见在咽喉、心胸间者，甚凶，此毒邪为害也。又痘出虽稀，而根脚全无血色，其形凸突，亦名贼痘，宜祛邪辅正。

漏痘者，于灌脓时，痘顶有孔出水，又名蛀痘。若其自破，其孔深陷，是名倒陷，宜看其有无外邪，补虚泻实，毫不可混。外用芦荟、茧壳、黄柏、枯矾、乳香、射干为末，麻油调搽。

痘疮作痛

发苗身痛，乃是外邪，宜行表解；起胀身痛，乃是内虚，宜用滋补；收靥身痛，宜看虚实，虚则宜用归、芪、参、桂，实则宜用栀、柏、芩、连。

作　　痒

气血凝滞则作痛，气血虚弱则作痒。火衰作痒，火实作痛。未胀以前，则用芫荽、姜汁蘸布擦之。既胀以后，则用荆芥为末，卷于纸捻①内，着火粹之，其痒自定。

禁　忌

痘将发时，最忌污秽之气。少年父母，不可交媾，长成男女，不可动欲。痘之生死，在于半月之内，宁可洁净，不可恶浊，其逆症、险症皆由不守禁忌所致。

发 热 证 治

吹苗后而身发热者，俗谓之暖地头。其人时热时退，脉息和缓，饮食精神如旧者最吉。若发热无汗，有表症者，宜服升麻葛根汤△。若大热不退，知毒气盛而痘必多，或热虽轻而神罢气倦，人事昏沉者，是气虚。恐不能送毒外出，勿谓热轻痘少而慢不加意也，宜多服调元化毒汤△。若发热一二日，痘即一齐涌出，形如蚕种，是毒气盛也，宜服解毒和中汤。或身上红肿一块，色如猪肝，皆是阳火撩乱之故，亦宜解毒和中。凡痘之成败，不败于败之日，而败于发苗之初。苟见其人面赤唇红，声亮气粗，手足温，脉洪数，二便艰涩，痘色紫赤者，见有二三实症可据，放胆用归宗汤攻之。若面青舌白，声轻气短，肌肉冷，脉迟细，泄泻不止，痘色淡白者，速宜连进补药，托出毒气为善。若不能见机于早，后来不能灌脓收靥，凶危立出。详阅痘科诸书，千方万药，究不越乎表里攻补之法。又见其于古方上增减一二味，更其美名为痘科主药，令人信从。殊不知痘之杂病与伤寒无异，未有能治伤寒而不能治痘者。今遵先师所传各证之方，开载于后。

---

① 捻：搓成的条状物。

集古

钱仲阳曰：痘初起而有表症者，当服升麻葛根汤[△]，不可大发其汗，恐表气虚而壳薄，里气竭而脓清也。果尔表虚而毒又盛者，宜调元化毒汤[△]。若毒气已甚，日夜潮热不退，痘色铺红者，宜桃仁承气汤[△]。试看血凝气滞，难于收功者，皆因用药鲁莽耳。

《心鉴》云：发热有二候，虚热多发于午后，脸赤、唇红、谵语、不能饮食，宜调元汤，加连翘、柴胡。实热多发于午前，口渴、咽干、便闭，宜润肠丸利之。

萨守坚云：治怪痘必用灸法。凡痘疔、痘母、鬼痘、贼痘，用大蒜贴于痘上，艾炷灸蒜上，要痛者灸至不痛，不痛者灸至知痛方住。热则清之，寒则托之。

新方

任素思曰：吹苗时谓之布种天花，江南呼为喜事，或有宿疾及婴孩、孕妇、未曾出痘者，宜远避之。若避之不及而染其气者，以痘为本，宿病为末，但用药便当回护耳。盖痘之功程，约时限刻，且先治好其痘，而后再作区处^①。

发痘身热不退，用葱白、豆豉煮索面食之，令得小汗，热自减。若热毒正盛，身上红肿，口渴心烦，二便不利，宜啜绿豆粥、豆腐浆，或食苦瓜、西瓜、甘蔗、雪梨、柿饼之类。又以青苔敷肚脐上，铜镜吸胸前，或令病者卧于地下，吸去热毒，以受生气。其寒热虚实证候，首卷辨得明白，兹不赘。如或见身热鼻干，是肺经热极也，肺为肾之母，用导赤散利其子，则母气自通而热得退。

①　区处：处理；筹划安排。

曾见张济川者，祖传痘科，在乡间吹苗，男女五十三人，皆得保全。次年又在邻近吹苗，男女三十七人，亦有苗而不发者，亦有不苗而发者，其时春月大热，变症极多，十中仅存四五，比户哭声不绝，以是知痘与疫邪相似，原有大命存乎其间。若论人事，共出济川之手，何以始焉保全而继焉不保者，岂其别具心肺耶，抑另有邪气害之耶？若论天时，同在气交之中，何以十中亦全四五，岂此四五人者，尽皆药饵护之耶，抑沴①气不得而害之耶？总之，其人能胜毒气则生，不能胜毒则死。其后二年，济川之子孙相继而亡。语云：良医之子死于药，良巫之子死于鬼，亶②其然乎！

见 点 证 治

发热三日，痘当见点，凡见单点者痘必少，双点者痘必多。其时或有痉病发搐，而手足抽掣者，不是外邪，即是内虚，宜照痉病例治之。若出点不爽快，必置荒菱于卧内，表气得以疏通，食笋尖、蓬蒿、面饼托之。若点徐徐而出，从上至下，明朗稀疏，其色淡红，摸之碍手者，最吉。若先见于天庭、印堂、心窝、背中者，最凶。若遍体多点而诸穴亦有者，不为大害。若出而复没，或因外邪所阻，必要设法催之复出，方保无虞。若左手掌心有一痘，必害右眼，右掌有一痘，必害左眼。若点一齐涌出，形如蚕种，不分地界，内有实脉实证者，宜归宗汤清之，内无实脉实证者，宜内托散固之。又有夹斑、夹丹、夹疹而出者，俱宜松肌汤解之。最苦是红斑如锦纹，黑斑如蛇皮，

① 沴（lì 历）：灾害。
② 亶（dǎn 胆）：实在，诚然。

清之不能，补之不可，其人声嘶气喘，不能饮食者，真无如之何矣。

集古

戴同父[①]曰：余在吴中，见友人二子，一奴出痘，长子于见点时，遍身如蚕种蚁迹，大小参差，不分地界，晚间手足搐搦，牙关紧闭，余以大承气汤下之，明日乃苏。次子痘点稀少，腹痛泄泻，四肢厥冷，余以补中益气汤托之，其点甚多。其奴人遍身多点，又夹红斑，余以荆防败毒散解之。三证皆安。

新方

周廷秀曰：痘点隐于肌肉之间，不能得出，多服葱白汤，厚被盖护即出，或以芫荽酒擦之，或以浮萍炒热，绢布包扑之。若元气虚弱，宜食鹅肉、鲜虾汤，或麦面、包子、馃饦之类，皆可常用。身热口渴者，食霜梅、柿饼。痰鸣气促者，食香条、橘饼。切不可食酸涩之物，更要忌盐。

起 胀 证 治

见点之后，先出者先起，后出者后起。其中起得痘顶尖圆充实，根脚红活不散，是可喜也。若根脚虽活而顶陷不起者，是为气虚；或顶虽充实而根脚散漫者，是为血虚，均宜十全大补汤随症加减。若当起而不起，是为干痘，宜滋阴降火汤。若众痘起胀，其中有黑色者，是为鬼痘；其顶独大，根脚坚硬而痛者，是为痘疔；其脚独大，红肿而痛者，是为痘母。三者俱宜药针挑松四围根脚，吸去毒血，外以拔毒散搽之，内服清热

---

① 戴同父：名起宗（一作启宗）。元代医家。著有《脉诀刊误》（一名《脉诀刊误集解》）等。

解毒汤△。若众痘起胀，其中有一二红赤而大，摸之甚软者，是为贼痘。或痘顶有黑点子者，亦名贼痘，后必变成水泡黑泡，宜隔蒜灸之。若众痘通顶鲜红，是血僭气位，宜保元汤△补气。凡痘起胀而面目浮肿者，是气虚也。盖痘毒已出于外，元气必虚于内，当温补而不温补，脓必不成，不久即变黑陷，而寒战痒瘙之患起矣。

集古

万密斋曰：痘疮最喜是前后有潮热，热则蒸化毒气，而无内陷隐伏之忧。最忌是腹痛吐泻，泻则元气虚弱，而有怪痘诸症之患。顺症不必用药，逆症药亦难用。然于起胀时，气虚宜补气，血虚宜补血，补气用十宣散△、托里散△，补血用养营汤△、冲和汤△。怪痘毒盛者，清热解毒汤△。血虚火旺者，犀角地黄汤△。总要看得症候明白，不可耽误时日。又不可错用一药，痘之生死，在此判也。

新方

陈俊臣曰：起胀见怪痘，方书皆断其死，然饮食精神如故，即犯怪痘，亦可得生。吾于范中郎家治四证，一是痘顶黑陷，一是顶上发红，一是根脚散漫，一是根脚肿痛。其黑陷者，教食羊乳、燕窝。散漫者，食泡圆、荔枝。发红者，食丝瓜、绿豆。肿痛者，食蟹羹、柿饼。热毒挑松四围根脚，寒毒隔蒜灸之。凡用药大意，俱照钱仲阳之例，四证皆安。

灌 脓 证 治

起胀之后，痘当灌脓。小者渐大，平者渐高，外色苍蜡，内含清浆，三日脓足，个个圆满光泽，约束完固，斯为美也。盖痘起一分，则毒出一分，脓起一分，则毒化一分。如此充满肥实，自无后患。若痘稠密，而脓不甚满者，以其毒气分布四散，不为大害。即有三五成串，而根脚红活，地界清楚，毒从脓化，亦不为害。惟多痘无脓，是为空痘，由从前泄泻不止，表里两虚故也，急宜胃风汤△托之，但得泄泻止而复发热，空痘侧边复起，小痘是为子来救母，仍可得生。若痘顶有小孔出水，是为痘蛀，由从前发表太重，营卫虚弱故也，亦宜归脾汤△托之，蛀水即止。凡痘至此，脓未满而作痛者，是气滞也，宜十宣散△；脓已满而作痒者，是血滞也，宜解毒汤。痘多者，必封眼或闭目而睡，身热口渴，宜啜糯米粥、燕窝汤。总要托得脓起，自免倒靥①、陷伏②之患。

集古

吴草庐③曰：痘之表里虚实，犹农夫布种，土干则润之，湿则旸之，种乃有成，咸歌大有，治痘亦犹此意。有脓则生，无脓则死。表虚脓不充满，里热色必枯焦。人知此时要用补药，而不知外邪阻滞者，仍要解去外邪，而脓自灌。务见风热作痒等症，用荆防败毒散△；焦枯痛苦等症，用清热解毒汤△；果属空痘无脓，用调营养卫汤△、升阳益胃汤△之类。必要毒尽化为脓而愈，若从前不明此意，到此成空嗟④何及矣。

新方

耕心道人曰：痘已起胀，其顶略带黄色，是灌脓之兆也。若现红色，即以雄鸡血和羊乳饮之，红即转黄。若见黑色，以鸭血和蜜饮之，黑亦转黄。惟红如虾血，黑如烟煤，是邪深毒

---

① 倒靥（yè 叶）：痘疹不能结痂的病证。
② 陷伏：痘疹瘾而不发或发而不透的病证。
③ 吴草庐：吴澄，字幼清，晚字伯清。元代理学家，学者称草庐先生。
④ 嗟（jiē 接）：感叹，叹惜。

重，非药可救。有谓其人能饮食者，气虚可食燕窝、糯米、山禽等物，血虚可食海参、鹿筋、野兽等物。盖因胃气有权，虽痘多毒盛，可保无虞。若此症又有泻利而不能食者，虽痘少毒轻，难保性命。其人本来夭弱，故出痘殊多怪症。若是福寿之人，自能逢凶化吉，大数在命，非俗人所知也。

收靥① 证治

灌脓之后，身有微热，是将收靥，其形充实肥泽，其色内暗外明，三日内，先灌者先靥，后灌者后靥，有脓为吉，无脓为凶。前此之所以亟亟打点起胀灌脓者，其功在于此际。而不得起胀灌脓者，其死亦在于此时。脓清者痂必薄，毒重者根必深。试看今日之麻子，身面到老犹有瘢痕，想其当日出痘时，苦楚必难尽述，幸得元气与毒气相抗，故可保全无事。若当靥不靥，必属脾胃虚弱，宜十全大补汤△托之。若遍身溃烂，脓水不干，外以滑石末糁之，或以墙上败草垫之。内有热者清毒散△，无热者回浆饮△。若因抓破而流血水者，宜六物汤△煎。凡痘当靥时，其气臭而带腥者，是成熟之气，毒自内出，不必用药。若一向无脓，而忽然干涸，色白如银者，是为假靥，急服内托散救之。但得复热复出，谓之补空，犹为不死。惟惧不能饮食，泄泻腹痛，吐血便血证候，诚不可救。

集古

王荆公②曰：人爱儿女，必以吹苗为稳当。在我择痘师，乘天时，尽人事，可保万全。若不吹苗，偶遇岁运不正之气，

---

① 收靥：使痘疹的疱块收敛结痂。
② 王荆公：王安石，字介甫，号半山。北宋时封荆国公，世人又称王荆公。

疫疬盛行，痘毒发作，虽有名医，亦难措手。盖其气候不正，自发热见点起胀灌脓，步步艰险，至于收靥，尤有事故，宁不痛哉。故收靥而有死证者，是死于从前，非死于今日也。

闻人规①曰：自发热至此共十二日，脓足者易靥，不足者难靥。若见血虚毒盛，宜四物汤△，加牛蒡子、何首乌。气虚毒盛，宜荆公妙香散△，加紫草、红花。若搔破流脓腐臭者，谓之倒靥，宜多服回浆饮△，外用荞麦粉扑之。若收敛太速，其色如锡光梅花者，谓之假靥，宜六物煎△，加丁香、干姜。盖痘之化脓，犹伤寒之得汗，得汗则营卫和谐，痘能化脓，则表里畅快，虽遍身连串臭烂，但用败草垫之，可保无忧。

新方

彭图南曰：痘家宜洁净，大小便桶俱要移开，宜焚好香于房内。见有脓水淋漓者，热天用滑石末扑之，寒天用枫毬子薰之。有干枯痛苦者，夏宜甜瓜汁滋之，秋宜猪髓膏润之。若兼湿热症候，宜食苦瓜、丝瓜、蟹羹、牛黄、马齿苋、鹿角菜、荞麦粉。若兼寒湿症候，宜食山薯、葱白、鹁鸠、羊肉、芹菜、川芎菜、薏苡仁。日上不可太饥，又不可太饱，惟白饭、香蔬、苦茗将养脾胃，胜于用药百倍。

尝见卓孝廉年逾六十，只有一子一女，闻邻人发痘，即请医吹苗，谢银二十两。又自买痘书十数部，以备参考，买参、桂诸药，以备急用。其子发苗早五日，医人照顾，一向无虞，及至收靥，忽然腹痛泄泻，医谓是热泄，而彼执定痘宜温补之说，连进参、芪十数剂，子乃咳嗽声嘶，吐出肺痈数块而毙。越五日，女又腹痛泄泻，彼悔从前补药误事，改用清凉，女又

---

① 闻人规：宋代儿科医家。著有《闻人氏儿科痘疹论》。

喉肿不食而毙。孝廉忿甚，拉医见官，嘱责三十板，枷号一个月，二十之银未得，而从得此耻辱，远近通知。务谓孝廉自误子女，而罪及于医人，其居心刻薄如此，宜乎其无后也。其邻居请人调治，俱得安全。以是知医者意也，犹奕棋也，着着自有活法照应，得其法则生，不得其法则死。记此以为固执者鉴，并以为医人鉴。

结痂证治

收靥之后，便当结痂，痂顶尖圆充实，先后自脱，瘢脚红润，是毒尽出而收全功矣。若痘虽好而痂粘连不脱，切不可生行剥去，只以密陀僧调蜂蜜润之，听其自脱。若痂落而昏昏喜睡，或自捡其痂而食者，亦不为害。若痂脱而发热出疹者，名为盖痘疹。此疹一出，永不再发，且免痘疔入目之患。若痂薄如纸，或卷皱而不伸舒者，乃是当日灌脓不足。或瘢脚色白如银者，亦是气血不周，宜多服六气煎。若疤瘢焦红，二便涩而有谵语者，宜宁神汤[△]。若大热不退，脉洪数而烦躁者，宜大青汤[△]。若咽喉肿痛，身有痛毒者，宜救苦散[△]。夫痘已脱痂，人皆忽略，殊不知余毒未散，后来杂症甚多，比平时更增一倍。痘多者气血耗散大半，痘少者毒气恐未出尽。医者见病治病，不究本原，因而误事者，不知几千万人矣。兹但说其大略，以与保赤之家指出利弊，至于精微奥妙，要在眼巧心灵，饱看诸大家书，方识此意。

集古

严用和曰：痘靥而不结痂，或痂薄粘肉而不脱者，多因表虚无力脱卸故也，宜服益气养营汤[△]。若痂上作痒，擦破出血而痛者，宜四物汤[△]，加红花、紫草、地骨皮。吾侄痘痂已脱，瘢脚淡白，食少泻多，连进秘传枣仁汤，数剂后乃发出疮疡而愈。次侄瘢脚焦红，胸高气喘，教服龙胆泻肝汤△，下去脓血半桶而愈。左邻痂白而不用补，后成虚劳以死。右邻痂紫而不用凉，后成风热以终。可知脱痂之后，犹宜谨慎，况敢从前鲁莽乎。

新方

耕心道人曰：痘毒轻者全不费力，而重者变症多疫。吾见痘师吹苗，一连数十童子，彼将表里和温诸方研成细末，遇症即与一匙，吉凶未可预定。其吉者索谢以去，而凶者有谁哀怜。今后见有伏毒症候，极力托之使出，严先生所云是也。但阳毒易解而阴毒难除，宜食猪胰、鸭肉、羊乳、牛酥，以助元气，气旺自能化毒，杂病自消。

水 痘 证 治

水痘者，俗呼天疱疮，又名天花痘，原因肺气郁热而成。以肺主皮毛，故亦出于皮外。初起与正痘相似，又与伤风相似，发热头痛，鼻流清涕，常时喷嚏，咳嗽面赤，眼光如水晶。发热二三日，先见数点，渐次出多，亦能起胀、灌脓、收靥，轻者易出易愈，八九日安全。重者一疮已愈，侧边复起小疱，先出先靥，后出后靥，缠绵无已，或至一二月之久，疮破流脓，浑身溃烂，痛痒不可忍，比正痘更苦十倍，幸其毒已外出，可保无虞。若不能出，死在七日之内，其谁知之。此病男女皆有，或一年一发，或数年一发，俱算不得正痘，或正痘后仍有此痘，皆肺经郁热也。内服连翘金贝散，外用铃儿草敷之。乡人有女七岁，未出正痘，偶患此症，医误认为空痘，用托里补药而毙。因以知此症要清热解毒为主，疮出太多者，宜清肺汤。溃烂者，宜排毒散。而前代名医未尝深究，故笔于此。一以知水痘不比

空痘，一以知水痘不算正痘，宜细心体察，勿以此言迂阔①
为幸。

集古

刘河间曰：水痘是感岁运不正之气，或触水土暴戾之气，
其症发于春夏，而冬时无有也。水痘易起易靥，是与正痘有别
耳。昔见和硕和王孙，口旁有虾须纹，应主痘厄，而其先王有
阴骘，是年先发水痘，毒气出尽，后发正痘，并无灾危。又懿
亲王之弟，先发正痘，发染此症，余见其毒深势重，不敢用药。
王欲治余之罪，其弟止之曰，死生有命，不可罪及闲人也。余
深愧，服攻苦数十年，乃得医名于世。

新方

任素思曰：俗人谓水痘为天疱疮，敛掠七家之米，煮粥冷
食，其疮易愈。盖因内有湿热，冷粥可以助胃，又退火邪，故
有应验。又周老奶善治天疱疮，以草药敷疮即愈，问之即铃如
草也。彼又以石膏、贝母、白蜡为末，未破者麻油调搽，已破
者干掩之，即不服药亦愈。

铃如草，见《本草条义》，古对有"风吹不响铃如草，雨
打无声鼓子花"之句，此可以敷水痘。

麻 疹 论

痘则有苗可种，乘儿无病时，请人吹苗发出，人事可代天
工。而麻无苗可种，其形细小，必俟水土渗戾之气而发，故亦
谓之疹也。在京师呼为温疹，江苏曰沙子，湖广曰麻，山陕曰
肤疮，浙江曰醋子，云贵曰艄子，江西、福建、四川皆曰麻疹，

---

① 迂阔：不切合实际。

名虽不同，疹则一也。未出痘以前，或有风疹、瘾疮、沙疹、奶疹，皆不算数。既出痘以后，必出正疹一次，永不再发。其证身热不恶寒，面赤口渴，咳嗽喷嚏，耳尻冷，眼弦红，眼泪汪汪，鼻流清涕，呵欠顿闷，乍凉乍热，或吐或泻，或自以指爪掐其面颊唇鼻，遍身皆热，惟中指梢头独冷。见有此证，即戒荤腥厚味，忌风寒生冷。出标之后，身有微汗，其红点稀疏润泽，渐渐而出，一日出二次，三日出六次，遍身俱有，乃为出齐。出齐之后，徐徐收敛，亦结一层白壳，是为吉兆，即有呕吐、泻利等症，亦不为害，以毒从吐泻中去也。若毒重不能饮食，亦不为害，俟疹出而自能食也。惟毒归五脏，甚是可忧。在脾则泻利便血，在肝则翳膜遮睛，在心则惊悸搐搦，在肺则吼喘衄血，在肾则疳积牙痛。既说各脏见症，当于首卷中求之。其有一齐涌出者，只要调和营卫，勿令气脱为善。若将出不出而隐伏于皮肤之间者，外以芫荽，酒蘸青布擦之，内饮葱白汤，或饮西河柳，皆可救急。最苦是出而复没，其色焦枯黑暗，是气虚不能载毒外出，转而内攻，斯为死候。即出得一半，陷伏一半在内，亦为他日杂病之忧。以是知痘与疹，皆重症也。疹之成败，在于七日，比痘更急，思之慎之。

麻 疹 脉

出疹之脉，最喜两手洪滑有力。盖洪滑者，是阳证得阳脉也。若虚细无力，是阳证得阴脉矣。脉虚则气自虚，恐不能载毒外出，即当识为阴证，而速救其元神，勿得执诸疹科之说，而概用清凉也。

麻 疹 证 治

杨士瀛《直指方》云：痘与疹皆胎毒，而痘出五脏，脏属阴，阴主闭藏，其毒深而难散。疹出六腑，腑属阳，阳主发越，其毒浅而易出。若身不大热，又无咳嗽鼻嚏，必不是麻。务按：阴脏多虚寒，故痘宜温补；阳脏多实热，故疹宜清凉。然疹虽属腑，而其热毒之气上蒸于肺，故肺家见证独多。发热之初，咳嗽喷嚏，鼻流清涕，眼胞微肿，目内汪汪，光如水晶，白珠上有红丝，皆肺家症也。但得微汗微潮，疹如米尖芝麻，红润疏朗者，最吉。若气喘鼻干，惊搐躁扰，口鼻出血，色干枯而紫黑者，最凶。更有一种疹不得出，目白面赤，声嘶唇肿，腰痛腹胀，手足心如火燥，狂扰闷乱，人事不清，此为闭症。惟在辨其寒热虚实而治之，能出者生，不能出者死。夫疹宜发于外，虽红肿之极，状如漆疮，亦不足虑。以其毒既外出，必不内攻，非若痘之要顾收结也。要知人生世上，必有痘一次，疹一次。若无凶险，不必议药，即见已上诸证，宜与老成谙练之人商酌，未可执定成方。必不得已而欲解表清里，但择清凉薄味之品，不可妄用辛温酸涩。若当清解而不清解，以致毒留脏腑，口出臭气，腹生痞积，余毒流入大肠，则成痢疾，流入命门则成目疾。若当滋养而不滋养，以致气血耗散，唇焦舌黑，汗出如油，气喘不休。种种坏病，不可胜言。今遵先师四法，初起时用宣毒解表汤△，已见形用解毒快斑汤△，红肿太甚用化毒清表汤△，色白气虚用调元保肺汤△。杨先生以孟介石沙疹要方为主，而务以先师四法为宗。若有杂病，宜随症加减用药，未可胶柱鼓瑟也。

集古

甄立言①《录验方》云：麻以昼发夜收，夜发昼收为正。

---

① 甄立言：隋唐时期医家。著有《本草音义》《本草药性》《古今录验方》等（均佚）。

其一片铺红，不分颗粒者，是阳明经疹，当清里不当发表。若颗粒分明，稀疏出不透彻者，当发表不当清里。苟见脉弱无力，营卫不足之人，用药必要滋养气血为主。阳虚者助阳以固表，阴虚者滋阴以和表，表宜疏托散，里宜清凉饮子[△]。其寒热虚实辨症，详见首卷，而吉凶顺逆之候，与治痘同。

昔有孟介石在峨山修行，见小孩出痘艰苦，心甚恻然，因募得一方，用红花、桔梗、荆芥、薄荷、白芍、贝母、枳壳、甘草梢、当归尾、地骨皮、熟石膏、广陈皮、干葛粉、桑白皮，法制为末，遇有疹症凶恶，向彼求药，甚有应验，故传于世。

赵自化①《名医显帙传》云：凡痘疹出不爽快，以酒煮芫荽，擦其身上，或啜数口亦可。又有以水上浮萍，晒干炒热，布包扑其遍身亦出。又有以苎麻醮烧酒，戛其身上亦出。若元气虚弱之人，不能送毒外出者，以雄鸡剖开罨肚脐上，时时灸热其鸡，而麻自出。

聂久吾《活幼心法》云：西河柳生水滨，又名观音柳，性能清热解毒，是疹家妙药。凡麻痘一片通红者，取以煮汤代茶，多服有益，但不利于虚人。

新方

庸庸师曰：医者最要识人体气，问其平日食寒凉生冷，而不腹痛泄泻者，知为阳脏。若平日大便溏粪，略食冷物而即腹痛泄泻者，知为阴脏。阳脏不宜辛热，阴脏不宜寒凉。今人每谓痘宜温补，疹宜清凉，殊不知方有变通，总要因时、因地、因人而施之耳。

凡痘疹初起，而即僵直似死者，是为闭证。外用生姜、葱

—————————————

①　赵自化：宋代医官。著有《名医显帙传》《调膳摄生图》等。

卷四 痘疹

一一二

白、菖蒲、艾叶，同捣烂，炒热布包，擦其胸背四肢，久擦自苏。

有火闭者，以青茶叶和生芝麻，擂汤灌之；寒闭者，葱白薄荷汤；气闭者，姜汁磨苏合香丸；痰闭者，竹沥荆沥汤，能食与以绿豆粥，不能食只饮珠兰茶。此证要营卫宣通，毒得外出为上。若营卫不通，毒不得出，转而内攻，不可救也。

又麻已出而潮热不减，喘满作胀，口渴心烦者，是气血耗竭之故。内服益气养营汤△，外以石螺蛳和燕巢泥，共捣为饼，贴肚脐上，诸证自减。

又麻出不分颗粒，遍身如锦纹丹毒者，是阳明经热毒太甚。内服解毒快斑汤，外以芸台菜捣烂敷之。若无生菜，取其干者为末，水调敷之，亦效。

又麻后而有烂弦风眼者，多食鹧鸪肉，以谷精草代茶，或有咳嗽而痰上带血者，多食黑鸭肉，以柿霜烹茶。凡麻痘、瘟疫、热毒等病，宜预备久制大黄及人中黄、山楂、柿饼之类，以应急用。

卷五　脉法

自 叙 脉 引

　　汉唐以后，谭①脉之家，纷纷议部位于不一，总由不依《内经》，所以高阳生②《脉诀》，定大小肠于寸口；林起龙《脉统》③，定三焦包络于尺部，均与经旨相悖。至若杨上善之《太素》脉，全不本于《内经》。是三子者，其书久行于世，人只见其易于诵习，孰知部位不明，则治病焉能有效？今于部位之明确者，已见《素问·脉要精微论》，又有《御纂医宗金鉴》，以垂训于后，则诐辞④可尽辟矣。夫《素问》本天地人之诊，上以候上，中以候中，下以候下，理气形之自然也。后世以寸口分候十二经，大约此脉之盛衰消长，较他经之动脉不甚相远。其中精微奥妙，要在手巧心灵，苟于举按寻求之间，以消息其上下来去至止。或有脉证不相符者，不妨从容理会，闻其声，望其色，问其致病之由，与生平好恶之故，先得其情，而后脉有可会。且夫脉者，气血之根也。一脉必有一脉之义，或单见，或兼见，不于单处得之，必于兼处求之也。夫病潜于脏腑，流连纷扰，而后传诸于脉，但是客邪，病去而脉即复，若是内伤，病去而脉亦去。宁不见微知著，以体认于未败之先乎！而体认

---

　　① 谭：通"谈"。清·朱骏声《说文通训定声·谦部》："谈，语也，字亦作谭。"

　　② 高阳生：六朝人（一作五代人），将晋·王叔和《脉经》编成歌诀，名为《王叔和歌诀》（简称《脉诀》）。

　　③ 脉统：即《脉诀汇编说统》，明·翟良纂，清·林起龙鉴定。

　　④ 诐（bì闭）辞：偏邪不正的言论。

工夫，必得脉道正传，博览名家大义，庶几生克胜负之理有可明，而进退存亡之机有可判矣。今将先哲正义明晰于后。

脉要精微论

黄帝谓岐伯曰：诊法常以平旦，气血未乱，切脉动静，察五色，观脏腑强弱，乃可诊有过之脉。尺内两旁则季胁也，尺外以候肾，尺里以候腹。中附上，左外以候肝，内以候鬲①。右外以候胃，内以候脾。上附上，右外以候肺，内以候胸中。左外以候心，内以候膻中。前以候前，后以候后。上竟上者，胸喉中事也；下竟下者，少腹腰股膝胫中事也。人一呼脉再动，一吸脉再动，呼吸定息脉五动，运以太息，命曰平人。故人有三部，部有三候。上部天，两额之动脉；上部地，两颊之动脉；上部人，耳前之动脉。中部天，手太阴也；中部地，手阳明也；中部人，手少阴也。下部天，足厥阴也；下部地，足少阴也；下部人，足太阴也。三而成天，三而成地，三而成人，三而三之，合则为九焉。九候之中，独大独小，独迟独疾，独寒独热，独陷下者，是为七诊焉。是故微妙在脉，不可不察，察之有纪，从阴阳始，始之有经，从五行生，生之有度，四时为宜，春弦、夏钩、秋毛、冬石。长则气治，短则气病，数则烦心，大则病进，代则气衰，涩则心②痛，浑浑革至如涌泉者病进，绵绵其去如绝弦者死。人迎气盛者伤于寒，气口气盛者伤于食。形肉已脱，九候虽调犹死，七诊虽见，九候皆从者不死。是故切阴不得阳，诊道消亡，切阳不得阴，守学不湛。持脉之道，虚静

① 鬲：通"膈"。《洪武正韵·陌韵》："膈，胸膈心脾之间。通作鬲。"
② 心：原作"忍"，据《素问·脉要精微论》改。

为宝。诊可十全，不失人情，肖者瞿瞿，孰知其要，闪闪之当，孰者为良。学之所始，工之所止，粗之所易，工之所难也。

集古

朱丹溪曰：昔轩辕使伶伦①截嶰②谷之竹，作黄钟律管③，以候天地之节气，使岐伯取气口，作脉法以候人之动气，故黄钟之数九分，气口之数亦九分，律管具而数之寸始形，故脉之动也，阳得九分，阴得一寸，吻合于黄钟。天不满西北，阳南而北阴，故男子寸盛而尺弱，肖④乎天也。地不满东南，阳北而阴南，故女子尺盛而寸弱，肖乎地也。黄钟者，气之先兆，故以测天地之节候。气口者，脉之大会，故能知人命之生死。世之俗医，诵高阳生《脉诀》，其不杀人也几稀。

吴草庐曰：医者于寸关尺，辄名之曰此心脉，此肺脉，此肝脉，此脾脉，此肾脉者，非也。五脏六腑，凡十二经，两手寸关尺者，手太阴肺经之一脉也，分其部位以候他脏之气耳。脉始行于肺，终于肝，而复会于肺，肺为气所出入之门户，故名之曰气口，而为脉之大会，以占一身焉。又曰：俗医误以《脉诀机要》为《脉经》，而王氏《脉经》，见者或鲜。余不治医而好既其文，脏腑之脉各六，三在手，三在足，医家所诊一寸九分，乃手太阴肺经之一脉耳。于肺之一脉，而并候五脏六腑之气，《脉要精微论》言之最详。下部候两肾，中部左肝右脾，上部左心右肺，心胞与心同位，所谓右内以候膻中是也，

---

① 伶伦：乐官。

② 嶰（xiè 谢）：山涧。

③ 黄钟律管：古代为了预测节气，将苇膜烧成灰，放在律管内，到某一节气，相应律管内的灰就会自行飞出。黄钟律和冬至相应，时在十一月。

④ 肖：相似。

而不寄居右尺命门之部。

陈无择脉偶，盖十得八九，而未之尽。何也？脉书往往混牢革为一，夫牢者坚也，经云坚牢为实，又云寒则牢坚，革者虚寒，相抟之脉也，而可混乎！脉之名状，浮沉、虚实、紧缓、迟数、滑涩、长短之相反也。弦弱犹弓之有张弛，牢涩犹物之有坚软，匹配自不容易，抑有难辨者焉。洪散俱大，而洪有力。微细俱小，而微无力。芤类浮也，而边有中无。伏类沉也，而边无中有。若豆粒而摇摇不定者，动也。若鼓皮而如不动者，革也。洪微也，细散也，芤之与伏也，动之与革也，亦对待也。二十四脉之外，结、促、代皆有止之脉，疾而时止曰促，徐而时止曰结，脉虽有止，非死候也，代真死脉矣，故结、促为对而代无对。总之，凡二十七脉，陈无择有脉位、脉偶二条，因附图说，其然与？其不然与？裁之可也。

喻嘉言曰：脉者开天辟地之总司，有常而不间者也。上古圣神，于切脉之道，精微奥妙，莫不显传，惟其精微奥妙也，后人转摹转失，竟成不传之绝学。且以心与小肠同诊，肺与大肠同诊，毋亦谓心之脉络小肠，肺之脉络大肠，较他经之不相络者，此为近之耶。不知此可以论病机，而不可以定部位也。部位之分，当详求于《素问》，参合于《灵枢》，凝神泯虑，庶乎有得。原文有《内经》候脉望色二段，已见《医门法律》，兹不赘。在尺为天一所生之水，水生肝木，木生君火，君火生右尺相火，相火生脾土，脾土生肺金，肺金生肾水。五脏定位无殊，则小肠当候于右尺，以火从火也。大肠当候于左尺，以金从水也。三焦属火，亦候于右肾。膀胱属水，亦候于左肾。一尺而水火两分，一脏而四腑兼属，乃天然不易之至道。且背中属阳，腹中属阴，大肠、小肠、膀胱、三焦所传渣滓水液浊气，惟腹中可以位置，非若胃为水谷之海，清气在上，胆为决断之官，静藏于肝，可得置之于中焦也。至于上焦，重重鬲膜遮蔽，惟心肺得以居之，而诸腑不与焉。然心为君，而肺为相，华盖而覆于上，以布胸中之气，而燮理阴阳。膻中为臣使，包裹而络于心下，以寄咽喉之司，而宣布其政令，是心包为裹心之络而非腑矣。经谓手少阴之脉，出属心包络，下鬲历络三焦，手少阴之脉，散络心胞，合心主正见心包相火，与手少阳相火为表里，故历络于上下而两相输应也。心君安宁，则相火屹焉不动，而膻中喜乐出焉。心君扰乱，则相火翕焉从之，而百度改其常焉。心君所主二火之出入，关系之重如此，是以亦得以分手经之一，而可称之为腑耳。至若大肠、小肠，浊阴之最者，乃与心、肺同列，混地狱于天堂可乎！敢著之为法，一洗从前之陋。

按：喻氏此论，以小肠候于右尺，大肠左尺，三焦右肾，膀胱左肾，与崔嘉彦《四言举要》不同。《医宗金鉴》订正之曰：三部三焦，两尺两肾，左小肠①膀胱，右大肠，认是将三焦分候于三部，左尺小肠，右尺大肠，与喻氏不合。但思医以《内经》为祖，经谓右寸以候肺，内以候胸中，大抵胸中非无所指，想是三焦彻贯胸中，即以胸中候三焦亦无不可。今依经文列图。

歌曰：心与膻中居左寸，肝胆同归左关定，肾与尺脉合膀胱，小肠亦在此部询。肺与胸中居右寸，脾胃脉从关里问，右尺右肾并大肠，脉要精微是此论。三焦位虽上中下，自是胸中为相应，若欲察识诸般病，二十七脉后列证。

---

① 肠：原脱，据前后文义补。

两手脉图

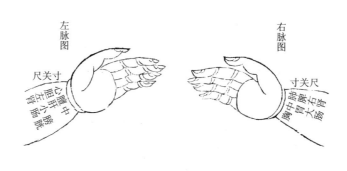

左脉图　　　　　　　右脉图

尺关寸　　　　　　　寸关尺

浮　脉

《脉经》曰：举之有余，按之不足。崔嘉彦曰：如水漂木，如捻葱叶。张景岳曰：太过则中实旁虚，病在外也；不及则气来毛微，病在中也。虽曰浮为在表，然真正伤寒，脉反不浮，但其紧数而略兼之耳。便是表邪，必显发热、恶寒、无汗、身疼等证，若浮而微迟，则非表邪矣。大都浮而有力者，为阳有余，阳有余则火必随之，或痰凝于中，或气塞于上，可类推矣。若浮而无力者，为阴不足，阴不足则水亏之候，或血不荣心，或精不化气，中虚可知矣。乃以此等为表证，害莫大焉。其有浮洪弦硬之极，甚至四倍以上者，《内经》谓之关格不通，乃真阴虚极而阳亢无根，大凶之兆也，当随其部而察之。

李濒湖诗曰：浮脉为阳表病居，迟虚数热紧寒拘，浮而有力多风热，无力而浮是血虚。寸浮头痛眩生风，知有风痰聚在中，关上土衰兼木旺，尺中溲溺不流通。

沉　脉

《脉经》曰：轻举不见，重按乃得。杨仁斋曰：如绵裹砂，内刚外柔。张景岳曰：太过则弦石益坚，病在里也；不及则气虚毛微，病在中也。沉虽属里，然必察其有力无力，以辨虚实。而实者多滞多气，故曰下手脉沉，便知是气。气停积滞者，宜消宜攻。沉而无力者，因阳不达，气不舒。阳虚气陷者，宜温宜补。其有风邪外感，阳为阴蔽，脉见沉紧而数，及有头痛、身疼、恶寒等证，正属表邪，不得以沉为里也。

濒湖诗曰：沉潜水蓄阴经病，数热迟寒滑有痰，无力而沉虚与气，沉而有力积并寒。寸沉痰蓄水停胸，关主中寒痛不通，尺部浊遗并泄痢，肾虚腰痛下元空。

迟　脉

王肯堂曰：气血不足则脉迟，阳不胜阴，故脉来不及。景岳曰：迟为阴盛阳衰之候，元气不充，不可乱施攻击。迟在上则气不化精，在下则精不化气，气寒则不行，血寒则凝滞。迟兼滑大者，多风损顽痹之候。迟兼细小者，必真阳亏损而然。或阴寒留滞于中，则为泄为痛。或元气不荣于表，则寒栗拘挛。浮而迟者里气衰，沉而迟者表气弱，滑大者多风痰，细小者必伤损。

濒湖诗曰：迟因脏腑或多痰，沉痼癥瘕着意看，有力而迟为冷痛，迟而无力定虚寒。寸迟必是上焦寒，关主中寒痛不堪，尺弱肾虚腰脚重，溲便不禁疝睾丸。

数　脉

《素问》经曰：脉流薄疾。杜光庭曰：浮数表热，沉数里热。景岳曰：数为阴不胜阳，故脉来太过，举世以为热者，乃始自《难经》数则为热之语，不知数热之说大谬。余自历验以来，大约有七：一寒邪外感必紧数，然初感便数者，原未传经，亟宜温散。若传经日久，而滑数有力，方可言热。一阳虚而数者，必绵软无力，或兼细小而症见虚寒，此则温之且不暇，尚何热乎？一阴虚而数者，亦浮滑弦洪，虽有烦热，慎用寒凉，但清胃火，必致损脾，盖愈虚则愈数，愈数则愈危。一疟作之时，骤见紧数，疟止之后，又转和缓。一痢疾之作，率由内伤湿冷，外感寒邪，但兼弦小细涩者，悉宜和解。一痈疽、痘疹、疥癣初起，脉必浮数，只宜解表，及毒结热平，亦不宜凉。一胎孕有数脉，以冲任气阻，故脉数，本非火也，当以强弱分寒热，不可因其脉数，而执以黄芩为圣药。此脉只宜于小儿，平人大忌。

濒湖诗曰：数脉为阳热可知，只将君相火来医，实宜凉泻虚温补，肺病秋来却畏之。寸数咽喉口舌疮，吐红咳嗽肺生殃，当关胃火并肝火，尺主滋阴降火汤。

虚　脉

《脉经》曰：迟大而软，按之无力，隐指豁然空。景岳曰：浮而无力为血虚，沉而无力为气虚，迟而无力为阳虚，数而无力为阴虚，洪大无神亦阴虚。阴虚①则金水亏残，龙雷之火易炽，而五液神魂之病生焉。救阴者壮水之主，救阳者益火之原，阳生阴长，元气以复。

濒湖诗曰：脉虚身热为伤暑，自汗怔忡惊悸多，发热阴虚须早治，养营益卫莫蹉跎。血不荣心寸口虚，关中腹胀食难舒，骨蒸痿痹伤精血，却在神门两部居。

---

① 虚：原脱，据前后文义补。

实　脉

《素问经》曰：邪气盛则实。王宗正曰：虚病得实脉者凶。景岳曰：表邪实者，浮大有力；里邪实者，沉滑有力；火邪实者，洪弦有力；寒邪实者，洪紧有力。为三焦壅滞之候，然必察其在气在血，问其所因以类求之，方得其神也。

濒湖诗曰：实脉为阳火郁成，发狂谵语吐频频，或为阳毒或伤食，二便塞兮又气疼。寸实应知面热风，喉疼舌强气填胸，当关脾约中宫涩，尺属腰疼仔细攻。

滑　脉

王好古曰：脉滑而甚，主痰气呕逆之疾。景岳曰：血盛则脉滑，故肾宜之；气盛则脉涩，故肺宜之。若见洪滑、数滑，上为心肺咽喉之热，下为膀胱小肠之热。凡病虚损者，多有弦滑之脉，此阴虚也；泻痢弦滑，是脾肾伤也。妇人脉滑数而月经断者，为有孕，左滑叶男，右滑叶女；若寸滑而沉结是为经闭，不得通以火论。

濒湖诗曰：滑脉为阳气血乖，痰生百病食生灾，上为呕逆下蓄血，女脉调兮定有胎。寸滑膈痰生呕吐，舌烂咽干或咳嗽，当关宿食肝脾热，疝瘕颓淋看尺部。

涩　脉

吕博望①曰：如雨沾沙，三五不调。《脉经》曰：细而迟，往来难。景岳曰：涩为气血俱虚之候，男子伤精，女人少血，

---

① 吕博望：即吕广，三国时期吴太医令，曾注解《难经》。

多由七情不遂，营卫耗散，血无以充，气无以畅，在上则有上焦之不舒，在下则下焦之不运，在表则有筋骨之疲劳，在里则有精神之短少。凡此皆属大虚，诸家以为气多血少，岂以脉之短涩，尤有气多者乎。

濒湖诗曰：涩缘血少或伤精，反胃亡阳汗雨淋，寒湿入营为血痹，女人非孕即无经。寸涩心虚痛对胸，胃虚胁胀察关中，尺为淋浊亡精候，二便不利下流红。

洪　脉

滑伯仁曰：来盛去衰，如钩之曲，上而复下。景岳曰：洪而有力为实，实而无力为洪，为气血燔灼之候。阳实则阴虚，气实则血虚，浮洪表热，沉洪里热。若形瘦久病，虚劳吐血咳嗽等症，此脉见之大凶。若痈疽肿毒初起，见此亦无大碍。甚至洪大已极，而全无和缓之意，是即阴阳离绝，关格之脉也。

濒湖诗曰：洪脉火盛气多虚，形瘦久病却愁悲，阳毒痈疽宜早治，升阳散火莫言迟。寸洪心火上焦炎，肺脉洪兮金不堪，肝火胃虚关内察，肾虚阴火尺中看。

微　脉

戴同父曰：极细而软，若有若无，久病得之不死。景岳曰：阳微则恶寒，阴微则发热，虽是气血两虚之候，尤为元阳先败之征，故失血虚劳之人，得之犹可延年。若形强力壮而得之，男则伤精，女则崩漏，至于微缓而散，则无可回元气于无何有之乡矣。

濒湖诗曰：脉微气血亦俱微，怔忡惊悸汗淋漓，男为劳极俱虚候，女作崩中带下医。寸微应知呕吐频，入关胀满胃虚形，尺中定是丹田冷，泄利遗精恐脱阴。

紧　脉

朱丹溪曰：往来有力，如纫箄线，转索无常。景岳曰：紧为阴邪搏激之候。浮紧在表，为伤寒发热身痛；沉紧在里，为中寒厥逆诸痛。在妇人为气逆经闭，在小儿为抽搐惊痫。在人迎则伤寒，日久不愈；在气口则伤食，温散即愈。中恶浮紧，咳嗽沉紧，皆难治。

濒湖诗曰：紧为诸痛主于寒，咳嗽风痫吐冷痰，浮紧表寒须发越，沉紧温散自然安。寸紧人迎气口分，当关心腹痛沉沉，尺中有紧为阴冷，定是奔豚与疝疼。

缓　脉

张元素曰：如丝在经，不卷其轴，应指和缓，往来甚匀。景岳曰：从容和缓，浮沉得中者平也。若缓大多实热，缓细多虚寒，缓而弱者表气虚，缓而涩者里气弱，浮缓多风，沉缓多湿。然不疾不徐之候，在老人中风、妇人产后以及痈疽、疮毒诸般急症皆无害。

濒湖诗曰：缓脉营虚卫有余，浮风沉湿涩脾虚，上为强项下痿痹，表里虚实有疾徐。寸缓风邪项背拘，尺为眩运外风吹，神门濡涩为风痹，或是①蹒跚脚力枯。

弦　脉

段成式曰：端直以长，按之不移，绰绰然如循琴瑟弦。景

---

① 或是：原作"准凝"，据明·李时珍《濒湖脉学》改。

岳曰：弦脉从中直过，挺然指下，为阳中伏阴，正虚邪实之候。弦滑而浮，即是表邪。弦紧而细，即是里邪。弦洪相抟，外紧内热，欲发疮毒也。大凡轻虚而滑者平，滑实如循长竿者病，劲急如弓弦者死。故脉见弦强，必是肝邪为害，但肝之资生在胃，培养在肾，是必生化之原先损，故所脉显弦强。人能识此，而早为绸缪，可无后悔。

濒湖诗曰：弦应东方肝胆经，虚劳痛苦湿痰侵，浮沉迟数须分别，大小单双看重轻。寸弦头痛膈多痰，胀满癥瘕察左关，关右胃寒心腹痛，尺中阴疝脚拘挛。

芤　脉

崔嘉彦①曰：芤脉何似，绝类慈葱，指下成窟，有边无中。景岳曰：芤虽阳脉，而阳实无根，气无以归，血无以附。长病得之生，卒病得之死。芤主失血之候，审其高低而出，在上吐血流红，在下崩中溺血，将来头昏、目眩、惊悸、怔忡、盗汗、气促、喘急等症在所不免。

频湖诗曰：芤形浮大软如葱，按之旁实而中空，火犯阳经血溢上，热侵阴络下流红。寸芤积血在于胸，关内逢芤肠胃痈，尺部见之多下血，赤淋红痢漏崩中。

伏　脉

刘元宾②曰：一手曰单伏，两手曰双伏，乃阴阳潜伏，阻

---

① 崔嘉彦：字希范，号紫虚道人。南宋医家。著有《崔紫虚脉诀秘旨》《崔真人脉诀》等。

② 刘元宾：字子仪，号通真子。宋代医家。著有《脉诀机要》《补注王叔和脉诀》等。

隔秘塞之候，本有如无，一时隐蔽不见耳。有真阴伤寒，四肢厥逆而伏者；有暑热伤气，火邪内闭而伏者；有七情过甚，偶因气脱而伏者。然此是暴病暴逆，调理之而伏者出矣。若积困绵绵，太溪、冲阳俱无，此则元气已去，非伏也。

诗曰：伏脉推筋着骨寻，骤中暴逆有原因，虚寒实热须细察，补泻温凉好费心。食郁胸中双寸伏，痰火积聚关中鞠①，关后无脉困沉沉，亟须探吐求化育。

结　脉

《脉经》曰：往来缓，时一止复来，断而复续，续而复断。务按：缓而结者为阳虚，数而结者为阴虚，浮结为寒邪在经，沉结为积聚在里。世有无病而脉结者，此则生禀之异，无足怪也。又有留滞郁结等病，其人强壮，攻散之而结者解矣。

诗曰：结脉皆因气血凝，老痰结滞困沉沉，内生积聚外痈肿，六贼为殃病属阴。

动　脉

庞安常②曰：关前三分为阳，关后三分为阴，动脉随虚而见，故阳虚则阳动，阴虚则阴动，阳虚则盗汗出，阴虚则表里热。如此动者，是三焦伤也。若妇人手少阴动者，问其经断，则为有孕也。

诗曰：动脉专司痛与惊，汗因阳动热因阴，或有泄泻拘挛病，男子伤精女子崩。

---

① 鞠（jū 居）：穷尽。
② 庞安常：庞安时，字安常。宋代医家。著有《伤寒总病论》《难经解义》（佚）等。

促　脉

王海藏曰：数中一止复来，气血不疏通，阳独盛而阴不能相和也，是三焦郁火奔腾而上。浮而促者阳将脱，沉而促者阴欲亡。骤而得之，犹是癫狂疽毒之应。若久病虚羸，则元气夺而邪气专权矣。

诗曰：促脉惟将火病医，六贼之邪细推之，陡起恶疽何足怪，久病虚劳却欲悲。

代　脉

何柏斋①曰：动而中止，不能复还，因而复动。结促之止无常数，代脉之止有常数。盖一脏之气衰，而他脏之气代至也。有病而气血乍损，犹为可复。无病而身瘦脉代，则当依脏断以死期。若孕妇脉代，气血在于养胎，无足怪也。伤寒心悸脉代，培养气血自愈。

诗曰：代脉原因脏气衰，力来不及下元亏，或为营卫乍伤病，女子怀胎三月兮。

濡　脉

蔡西山②曰：濡脉轻举相得，按之无有，为多汗少食，气血衰败之极，所以不能敷布于指下。若只见于寸口，则知阴未尽坏。若只见于人迎，则知阳未尽伤。惟左右三部俱如是，乃

---

① 何柏斋：何瑭，字粹夫，号柏斋。明代医家。著有《医学管见》《伯斋集》等。
② 蔡西山：蔡元定，字季通，又号西山先生。南宋医家。著有《脉经》一卷。

无根之征，虽欲培养，其可得乎。

诗曰：濡为亡血阴虚病，髓海丹田气已枯，汗雨夜来蒸入骨，血山崩倒湿侵脾。

牢　脉

沈存中[1]曰：似沉似伏，牢之位也；实大弦长，牢之体也。七情六极，则脉动而不移。《金匮经》云：弦则为寒，芤则为虚，虚寒相抟，名曰革脉。男子亡血失精，女人半产漏下。若牢革弦洪如涌泉出者，气血倾刻立绝之兆。务按：牢与革当有区别，革则浮而牢则沉，革则虚而牢则实，均主失血之候。久病得之死，骤病犹有可解者。

诗曰：寒则坚牢邪有余，腹心疼痛木乘脾，疝盅癥瘕何愁也，久病虚劳却畏之。

弱　脉

罗谦甫[2]曰：即濡之沉，犹愈于微脉。此亦营卫俱虚，元气不振，故形于指下。似觉绵软无力，浮而弱者表气衰，沉而弱者里气薄。俞子容谓脉弱以滑，是有胃气，脉弱以涩，是谓久病，所以痰火、噎膈、老稚、虚羸之人，培补之亦可保救。

诗曰：弱脉阴阳二气衰，恶寒发热骨筋颓，多惊多汗精神少，益卫调营及早扶。

---

[1]　沈存中：沈括，字存中，号梦溪丈人。北宋医家。著有《梦溪笔谈》，与苏轼方书合刊者名《苏沈良方》等。

[2]　罗谦甫：原作"罗兼益"，据本书下文（卷六·妇科·癥瘕）改。罗天益，字谦甫。元代医家。著有《卫生宝鉴》《东垣试效方》等。

长　脉

朱震亨曰：长短未有定体，过于本位为长，不及本位为短。长则迢迢自若，有三部之长，一部之长。《经》云：长则气治，寸长则精神健旺，尺长则蒂固根深。若过于本位而实牢弦紧，则是有余之病，当察其症以施治。

诗曰：长脉迢迢大小均，反常为病似牵绳，若非阳毒癫痫疾，即是阳明热势深。

短　脉

王启玄[①]曰：脉不满部，应指而回。上短下长，痛在头项。下短上长，痛在腰足。妇人经断而脉短者，乃气血团聚之象，为有孕。男子瘦弱而短涩者，乃元气败露之征，为难治。盖真气不足则脉短，病至垂危脉亦短，惟秋时无忌。

诗曰：短脉惟于尺寸寻，洪微紧缓看精神，浮为血结沉为痞，寸主头疼尺属阴。

革　脉

李时珍曰：此即弦芤二脉相合，如按鼓皮，阴阳不交，革易常度，均主失血之候。诸家混在牢脉中，不可不辨。盖牢浮革沉，牢实革虚，形证各异。《甲乙经》谓：浑浑革革至如涌泉，蔽蔽绰绰其去如弦绝者死。王叔以为溢脉，与此不同。

诗曰：革脉形如按鼓皮，芤弦相合症虚危，女人半产崩淋下，男子营虚有梦遗。

---

① 王启玄：王冰，号启玄子。唐代医家，以注解《素问》闻名。

散　脉

刘河间曰：脉来涣漫不收，无统纪，无拘束，至数不齐。或来多去少，或去多来少，如杨花散漫之象，为根本离散之征。凡病见此，皆不利。而《脉诀》谓心脉浮大而散，肺脉短涩而散，是为平脉，终不可信。惟产后得之无害。

诗曰：左寸怔忡右寸汗，溢饮两关先可判，孕妇得之则堕胎，生产不在此中断。

细　脉

葛稚川①曰：脉须久候，乃知脏腑缺失。若止候五十动，则疏略不堪。如微与细，原有分别，微是若有若无，细是分明应指，故气血不充赡，所以脉见细小耳。故老人虚弱则脉细，忧思过度脉亦细。虚证得之生，实证得之死。

诗曰：细脉萦萦视若丝，应指沉实无绝期，春夏少年多不利，秋冬老弱却相宜。

李东垣曰：病人之脉，有神则生，无神则死。如六数七极，热也，脉中有力，即有神矣，当泄其热。三迟二败，寒也，脉中有力，即有神矣，当去其寒。若数极迟败中，不复有力，为无神也，将何所恃耶。

---

① 葛稚川：葛洪，字稚川，自号抱朴子。晋代医家。著有《抱朴子》《玉函方》《肘后救卒方》等。

月　经

调经论

妇人杂病与男子同，而经血产乳与男子异。今先论其经血者。《经》曰：女子二七而天癸至，任脉通，太冲脉盛，月事以时下。夫冲为血海，任主胞胎，下血有常期，是以名之为经也。一月一下者，固是常期，而有三月一下、一年一下者，是谓居经之女也。又有数年经候不通，而一通即能协孕者，是谓奇经之女也。且有十二三岁而天癸早至者，十七八岁而天癸不至者，此则生禀之异，无容调也。至若非女不可为母者有五：如牝窍内旋为螺，无窍而实为鼓，窍小不通为纹，阴挺屡出为角，平生经乱为脉。此五者，貌虽是女，而其实不可为母，亦是生成之异，不必调也。乃有非居经、奇经之体，又非不可为母之身，从前经候调匀，及后经脉错乱，是必见于性偏劳碌之妇也。夫性偏则爱憎不遂，而七情之火易炽，劳碌则正气自虚，而六淫之邪易侵。其有阳火燎乱者，经则先期而来，血多崩，淋不止，其色或紫或黑，或瘀积成块，此火也，非虚也。若经血后期而来，血少点滴即止，其色或淡或白，或数日不干，此虚也，非火也。果见其妇壮盛，面红口渴，经前腹痛，是有瘀血也，瘀则宜攻。若面黄羸瘦，发落肌干，经后腹痛，是血枯也，枯则宜补。自古名医皆云：调经者，先顺其气，气行则血行，气止则血止，有余者泻之，不足者补之，偏僻者恕以待之，劳碌者逸以养之。调其五味，调其七情，调其起居，调其汤药，俟其气和血畅，自然附络循经。今此调理得宜，后来必然无病，而且易于协孕。再看张、刘、李、喻诸大家书，其义更悉。

调经证治

张景岳曰：阳太过则先期而来，阴不及则后期而来。其有绝断不行，崩漏不止，与夫乍多乍少者，皆阴阳之不调也。夫先期而来，虽曰有火，若因虚而火动者，所重在虚，况有无火而先期者，未可过用寒凉也。若后期而至，虽曰血虚，然有血热而燥结者，不得不为清解。务按：补虚宜归脾汤△，清解宜集香散△，总要察其形气脉息，以辨虚实。如或身有杂病，去其杂病，而经自调。

血热经早

经早者，当以每月大概论，勿以素多不调，而偶见先期者为早，勿以脉证无火，而以经早者为热。有因血燥郁火怒火以及劳役动火，经血不安其位，以致先期而来，或一月二三至者，其脉洪滑有力，其血色红赤而紫，其饮食喜冷恶热者，可用四物汤加黄芩、地榆、丹皮、丹参、茜根、栀子之属。若脉证无火，宜逍遥散合断下丸。

血虚经乱

女人形体薄弱，饮食素少，脉息微弱弦涩，此血虚也。血虚或一二月始来，来时或数日不断，或旬日又至，经色或淡白，或涩滞，或腹痛，喜暖喜按，经后肢体困倦，手足心热。血色紫赤鲜红，必是新血妄行。若紫而兼黑，又是正气内损，亟宜补养心脾，远绝房事，本科所取止经汤△或养心汤△、大温经汤△，皆可常服。又要晓得此症是痰火虚劳根苗，宜早图之。

血寒经迟

经何以至期而不来，亦因阳气不足，则寒从中生，寒则血凝，以致生化失期，是以至期不应也。寒则恶寒喜暖，其脉或微细沉迟，前次经行必涩滞，经色必沉黑。有外邪者从其邪而治之，虚寒者宜大调经散[△]加附子、肉桂、荜茇、吴茱萸。

血热经迟

血热则流通，何以迟滞不行，亦因爱憎不遂，火郁肝脾，肝脾之火上冲，以致燥结不行。或色欲太勤，肾水枯竭而血燥者；或汗出太多，津液内竭而不化血者。若因肝脾火郁，宜逍遥散、越鞠丸。若肾水枯竭，宜八味地黄丸。劳役多汗，宜八珍汤[△]、济阴羹[△]。

经期腹痛

实痛者多痛于未行之前，经行而痛自减。虚痛者多痛于既行之后，血去而痛不休。以证候言之，有寒有滞者为实，无寒无滞者为虚，拒按拒揉者为实，喜按喜揉者为虚。因气滞血者多胀满，因血滞气者多闷痛。气滞作痛者，宜香附丸。瘀血作痛者，宜牛膝散[△]。血寒，宜暖宫丸[△]。血热，宜止经汤[△]。而清解外邪之方，俱见《金匮晰义》，今列其方在卷七。

经期不行

《金匮经》云：腹中血气刺痛，中有干血，下白物，宜矾石、杏仁为丸，红蓝花酒主之。少腹满，小便难而不渴，此为水与血俱结在血室也，宜大黄阿胶甘遂丸主之。经水不利，抵当汤主之。又有经闭，证治详后。

集古

徐思鹤[1]曰：妇人之病与男子同，惟月经胎产与男子异。其性情若是幽闲贞静，经候自调。其身体若是保养合宜，经候

---

[1] 徐思鹤：徐春甫，字汝元，号思鹤，又号东皋。明代医家。著有《古今医统大全》《妇科心镜》等。

亦调。惟七情内结，六淫外侵，不慎饮食起居，不节房帏嗜欲，以致错经妄行，或先或后，或多或少，或身热腹痛，口苦咽干，种种杂病因之而起。若仅为风寒湿热之外邪阻滞者，治去外邪而经自调，此易事也。如因忧怒恐惧之七情所伤者，此病在神志，非药可医。可怪今世之为妇人科者，动云某病用某方，谈何容易。

周季芝曰：经即血也，血即阴也，阴以应月，故月月如期者，妇人常事也。及其有病，则参差不一，有一月二三至者，有两月始一至者，有色淡、色紫、色黑者。总要看其形体色脉，想出致病根由，必先解其心事，而后寻出对证之药，补虚泻实，自有一定见识。务按：女人身体亦有阴脏、阳脏之分，阳脏可用寒凉清火之药，阴脏切不宜用。

王肯堂曰：调经无别巧，血虚者以四物汤△为主，气虚者以四君子汤△为主，气血两虚者以八珍汤△为主。若有外感病，以仲景公六经伤寒为主。如经血不止，宜金匮胶艾汤△；腹内冷痛，宜理中汤△；忧愁伤心，宜归脾汤△；恚怒伤肝，宜加味逍遥散△。症候极多，方药亦广，姑说此数句，所谓举一隅可以三隅反也。

新方

任素思曰：此病原不拘方，有寒者散其寒而经自调，有热者解其热而经亦调，虚则补之，实则泻之，陷则举之，滞则行之，去其所病，便是调经。

陈俊臣曰：花谱所载月月红，其形似蔷薇花，但蔷薇开于孟夏，而此则月月开花也。取其根杵烂，和泽兰、羊肉、清酒，煮食三五次，于经未行之先能补血，既行之际能和血，以后又能合期，且不腹痛，易于叶吉①。

李帝言曰：经来浓而多者盛也，淡而少者衰也，有紫赤鲜红而成片成条者，有沉黑散漫如腐败酱如屋漏水者。在金德生谓鲜红属火，腐黑属虚。此亦难以据定，但要据其人之形气色脉以分虚实耳。务按：妇人经行畅快，其色红活，其揩经布入水洗之而有浮浆起者，经后与男子合，即孕。

时人谓乌贼鱼是妇人要药。务谓羊肉亦是要药。盖乌贼补阴而羊肉补阳，在人用得其当耳。若贫家饮食不充，惟于经行时不可与男子合。饮食切戒生冷，身上切戒寒凉，宜饮水酒数杯，加泽兰更妙。久制香附丸，香附不拘多少，加童便、姜汁、酽醋②，浸晒五七次，是为久制，以此为君，血虚配四物药料，气虚配补中药料，炼蜜为丸，早晚常服，服至两月，经候自调。

秘传济阴羹，先以黄芪、白术、广皮、木香、红花、乌药、当归、附子、元胡索、蛇床子，共药四两为末，后以乌骨雄鸡一只剖开，将药纳于鸡内，酒煮极烂，尽量食鸡。加糯米粉于末药内，为丸，早晚服之，服鸡羹三五次，能补诸虚不足。又月经调者只食一次，夫妇相合即孕。齐东梵语云：经水来时两日半，一月一次君须算，落红将尽是佳期，生男育女在内眷。

吴为仁曰：宁医十男子，不医一妇人。盖彼病患既多，而隐情又不可晓，此书只将紧要之事节略言之，其辨寒热虚实证候，余姻翁惠老先生已详悉在首卷，可以通融。

---

① 叶吉：和谐吉祥。宋·欧阳修《英宗皇帝灵驾发引祭文》："今者因山为陵，卜万世而叶吉。"
② 酽（yàn 验）醋：指味浓的醋。

经　闭

经闭论

女子自天癸至，后常以三旬下血，至于受孕，蓄而养胎，分娩以后，涌为乳汁。若无乳无孕而经血不来者，必有所因。《经》曰：二阳之病发心脾，有不得隐曲，故女子不月，其传为风消，谓人有隐情曲意，郁结心下，心气不开，脾气不运，饮食日少，血海无所资藉，传为风火消瘦之病者，是因郁结伤血也。此外，则有吐血、失精、堕胎、泻痢、痈疽、痰饮、淫带、盗汗，种种伤其血分，因而经乏不来者，是当责其所因，未可妄施攻击也。夫经虽出于冲任，而其原则生于心脾，心脾得令，循度常行，心脾失职，临期執应。总是三四五月不行，未见腹痛胀满证候，是气血渐积而充，原为美事，但当调其津液，资其化原可也。其有外为风寒湿热之邪所闭者，视其邪而表里之；内为忧思抑郁之情所闭者，原①其心而排解之。补虚泻实，因人而施，俟其气血和畅，经候自通。无如闺门之内，难得真情，妇病犹可问之于其夫也。而闺妮②、寡妇，素含隐忍莫白之情，难以对人言者，亦岂肯与医言？医者不得其情欲，用行经破瘀之药，恐伤正气，不用行经破瘀之药，又积邪气，迨至骨痿筋衰，发落肌消，转成血枯劳瘵者，是更可哀也已。

经闭证治

又曰：经闭者冲任脉亏，源绝而流断也。究其所因，或是咳嗽多痰，或是潮热多汗，以致津液外泄而无血者。再究其多

---

① 原：推究。
② 闺妮：未出嫁的女孩。

汗多痰之故。一则先天薄弱，精血未满，而强与男子合。或气血方盛，而自己斫丧太过，损伤冲任，以致血不归经，而化痰化汗，后成怯血劳者。一则饥饱不调，忧劳太甚，脾胃失养，血海无所资藉。或忿怒伤肝，虚火不时而起，气道逆而不行，发为咳嗽潮热，后成骨蒸劳者。总是受病在先，由色淡而短少，由短少而断绝，明眼见此，一味在病源上着想，不必以经血为意。古人云：若欲通之，无如充之，但使雪消则春水自来，血盈则经水自至。奈何今之为治者，不分强弱虚实，动用桃仁、红花，一派破血之药，岂知实者可通，而虚人一例治之，何异榨干而取油者，是盖不知道理人矣。其治病源方药，俱列在卷七，不必泥定妇科常套，斯称高手。

集古

《褚氏遗书》曰：男子精未满而御女，异日必有难状之病。女人经未通而合男，异日亦有难状之病。今因经闭而强通之，实者犹可，虚者祸患不可胜言。

全元起[1]曰：世有五不女，其月经不与凡女等，姑无论也。今论凡女，因内伤而闭者，十之五六，因外感而闭者，十之二三。《经》曰：损其肺者益其气，损其心者调其营卫，损其脾者调其饮食，适其寒温，损其肝者缓其中，损其肾者益其精。务自历验以来，见有经候不通，气逆而腹痛者，先用七气汤不应，后用清燥救肺汤，其人乃有生机。盖肺主气，肺虚不能宣布，故逆而痛也。又有因产后去血过多，后成杀血心痛，自服左金丸，而病日甚，余用天王补心丹乃愈。他如脾病用实脾散△，实

---

① 全元起：原作"全元启"，据文义改。全元起，南朝时齐梁间人。著有《注黄帝素问》（已佚），为我国最早对《素问》之注解。

则温脾汤利之；肝病用解郁汤△，实则泻青丸△利之。若肾虚阴冷，必用大温经汤△及金锁正阳丹△之类补之，即以通之也。又有寒闭、热闭、气闭、火闭之不同，总要看风使帆，不可执诸女科之说，一味只晓通经破血也。

初虞世①曰：有夫之妇，恐或有孕，不可辄用破血药，即闺女、寡妇、尼僧，经候不通，腹内相安无事，亦不宜用。惟腹内胀痛难耐，方可用抵当汤△、桃奴饮△、破气汤△、通经丸△之类。所谓旧血不去，新血不生也。

喻嘉言曰：余治杨季登女，经闭年余，肌肉消瘦，前医以为虚，屡进补剂无效，余见其汗出如蒸笼气水，乃谓此病可治处，全在有汗。盖汗即血也，经血内闭，只有从皮毛透出一路，以龙荟丸日进三次，服至一月而经行病愈。务按：此即龙胆泻肝汤之意，是因于火闭者也。

新方

周廷秀曰：妇人不论少壮，但见面色黄瘦，便知其经候不调。若精神脉息有余者，放胆用破血破气之药，如其不足，只教以养血养气之方。

陈俊臣曰：凡月经不行，少腹胀痛，以手久摩久擦而消者，无瘀血也。摩擦不消，而小便利者，有瘀血也。原瘀血之由，是前次经水未干，男子强与之合，俗谓之撞经致有瘀血也。治瘀血以酒煮牛膝、马蓼醉饮，外用附桂膏药，加麝香贴肚脐下，其血自通。又《海上方》，用冰片、麝香、阿魏、牙硝、海粉、斑蝥为末，枣肉为丸，酒吞一钱，能通经血，并能下去死胎。

---

① 初虞世：字和甫。北宋医家。著有《古今录验养生必用方》《遵生要诀》等（均佚）。

通经下取方，用巴豆、斑蝥、麝香、海蛤粉、穿山甲、葶苈子、生大黄，共为末，皂角为条，绢包作挺子，插入子宫一昼夜，经血自通，亦能取下胎孕。

崩　漏

崩漏论

崩者陡然下血，不能禁止。漏者零星出血，淋滴不断也。《经》云：阴虚阳搏谓之崩。阳络伤则血外溢，血外溢则吐血，阴络伤则血内溢，血内溢则便血。夫血阴也，静则循经养内，动则错经妄行。七情过极，五志之火亢甚，罹及冲任，冲任本来虚损，血被火逼则妄行，况冲任之络，与足厥阴肝经之络联合，肝络还阴器，抵少腹，而庭孔前阴之属皆主之，所以崩血多出于二经也。盖因劳动过多，脾胃虚损，不能培植肝木，木乃求资于肾，肾旺犹能供济，肾衰难以应酬，还而自病，失其升举之职，枯木生火，逼血下行，湿热交并，遂致漏血不止，其血紫黑腐臭，中有红白滞物，脉得洪数者为火。若懊恼无眠，两胁拘急，脐腹绞痛，脉得沉迟者，此是肝脾虚损。《活人书》谓：初用清凉之剂以塞其流，次用破瘀之剂以清其源，末则升举气血以还其旧。然虽如此，其中委曲甚多。务见塞其流者，瘀积于中，变为胀满痛闷，求为下血而不可得者，不知凡几。又见清其源者，血枯于内，变为羸瘦骨蒸，血与气而俱脱者，又不知凡几。此证要辨处，在问其腹痛与不痛，实而腹痛者，痛一阵，血一阵，血去则不痛。虚而腹痛者，血通则痛，血止则不痛。于此可用清源塞流之法也。且崩者，原属降令太过，理宜升之举之。泻寒以热，除湿以燥，涤其痰涎以快志，调其脾胃以统气，大升大举，以助生发之气，能治崩病，则漏血又其余事矣。

崩漏证治

王叔和曰：白崩如涕，赤崩如绛津，黄崩如烂瓜，青崩如
蓝色，黑崩如衃血。白为肺病，赤为心病，黄为脾病，青为肝
病，黑为肾病。务按：《内经》谓五液所化，肺为涕，心为汗，
脾为涎，肝为泪，肾为唾。凡见所化之液，则知其病出于何脏。
又察其是属何脏之色，而用药引入本经。虚则当补，实则当泻。
有因夏秋燥热之气而病者，宜黄连阿胶丸△。因饮食厚味而病
者，宜子和玉竹散△。因饮食不充而病者，宜扶阳助胃汤。其脉
洪弦滑实而血臭秽成块者，宜滋阴地黄汤△。脉迟细虚弱而血不
臭秽不成块者，宜升阳除湿汤△。更见虚羸少气，则于归脾
汤△、正阳丹、茸附丸△中选用。如或久崩不已，新血暴下，不
得不用断下丸△、十灰丸△，以救一时之急。

集古

薛立斋曰：《经》云阴虚阳搏谓之崩。脏气受伤则阴虚，经
气受伤则阳搏，阳搏于阴，血不得以归位而崩下。久崩不已，
尾闾①告竭，势必至于潮热咳嗽而成虚劳。务按：此症若兼心
痛者，宜十全大补汤△；脾虚者，宜六君子加芎、归、柴、芍；
肝实者，宜逍遥散加栀、柏、芩、连。

武之望②曰：血出后阴为痢，血出前阴为崩。有因无情男
子强逼成欢而伤冲任者，有因产后失于检点而成蓐劳③者。治

---

① 尾闾（lú 驴）：古代传说中泄海水之处，后泛指事物趋归或倾泄之
所。此处指血海。

② 武之望：字叔卿，号阳纡。明代医家。著有《济阴纲目》《济阳纲
目》等。

③ 蓐（rù 入）劳：产后痨。

此与治痢大同小异，处方用药，可以会意。

新方

陈逸仙曰：治崩以补中益气汤一剂，藏于碗内，上以男子所戴旧毡帽覆之，或旧草笠亦可。蒸于锅内，锅上又用盖蔽定，微火久蒸，其帽中气水滴入药内，乘热服之，血自止。又久崩不已，以地榆一两，醋煮露一宵，明日蒸热服之，名曰地榆苦酒煎。又棉花子不拘多少，炒至焦黑，以清酒煮汁服之，血亦止。又荆芥、槐花、百草霜为末，以秤锤烧红，淬入童便内，将童便调药服之，再饮酒至醉，汗出愈。又龙眼肉二两，荔枝肉二两，艾茸一两，同煮酒内，磨京墨为引，尽量醉饮，能止血崩。

带　下

带下论

腹中败浊之物，绵绵下脱如带也。《经》云：思想无穷，所愿不得，意淫于外，入房太甚，在妇人则为带下。此言淫郁伤肝，肝邪乘脾，木来克土，湿土生热，热则流通，所以滑浊，阴淫之湿胜，渗入膀胱，从前阴而出也。或有胃中积痰注下，或有失血过多，下元虚冷，阴虚阳弱，风邪潜入胞门，营气不升，经脉凝滞，卫气下陷，精气累滞于下焦，因而蕴结成病，滑浊如鼻涕者。气虚生寒，血不化赤，遂为白带。紫黑如烂瓜者，血虚生热，遂为赤带。寒热交并，则赤白俱下。薛立斋以五色配五脏，即以五脏见证药治之，亦犹叔和之论崩也。但用药偶中，暂止而终不止者，以卫气司开阖，而为营血之主，脾胃为水谷血海之会，卫气与胃气俱虚，血海不能约制，所以当养脾胃、升阳气为第一义，其次莫如调气。妇人心偏性鄙，一切好恶之事，皆欲适其所愿，苟不合意，即郁结于肝而传于胞，有非药饵所能治者。乃《保命集》谓带病生于带脉，五经脉虚，热结屈滞于带，赤者热入小肠，白者热入大肠。务按：五脏皆有津液递下，气虚不能摄养，以致败浊走渗，何必尽责于带脉也。且言热入大小肠，则是病带者，当作热治，亦太偏矣。然而病情百出，何能纸上悉传哉。

带下证治

朱丹溪云：带下由于湿热所化，问其所下之物，或臭或腥，是败血所化，胞中病也。若似疮脓，则非败血，是内痈也。若尿窍不利，带如米泔，是白浊也。若尿窍通利，带如鱼胶，是白淫也。色黄赤而浊黏者，热也。色白黑而清稀者，寒也。带下而胞中热痛，是热湿也。冷痛者，寒湿也。热湿宜解带散△、小胃丹△，寒湿宜止带丸、暖宫丸△，皆可随证选用。

集古

《金匮经》云：妇人曾经半产漏下，瘀血在少腹不去，其证唇口干燥，当以温经汤主之。带下经水不利，少腹满痛者，土瓜根散主之。

李东垣曰：赤带属血，白带属气。渴者，热在上焦气分，宜以淡渗药治之。不渴者，热在下焦血分，宜以甘寒药治之。

张元素曰：带下君火重者，当清其心；相火重者，当滋其水；气陷者，当升；滑脱者，当涩；湿热，当分利；虚寒，当温补。

徐东皋曰：女人带下与男子遗精白浊同，男子神摇于上则精遗于下，女子情郁于中则带出于外。病在上者，宜天王补心丹；病在下者，宜清心饮△、安肾丸△。尝以此治带下有验，并治男子遗精白浊亦验。

新方

务见安逸之人带下，是起于淫也；勤苦之人带下，是起于劳也。淫则宜净心养性，劳则宜惜力安神。调理合法，淫带自止。若有孩儿吮乳，而又兼有此病，是上下将竭之兆，宜先断乳，后治带下，可保性命。

太尹汪宜人病带，诸药无效。一日在亲戚家饮脂麻汤，便觉下身干净，问之，即黑芝麻和甘草、食盐、青茶叶，同擂为汤，南人常服，而北人不知也。自是连饮此汤，带止而又生子。又芭蕉嫩根，同猪肚炒食，能止白带。石榴子壳和野鸡煮食，能止赤带。又专食黄精一味，能止白淫。蟠桃果亦止白淫。又鸡冠花煮鸭食之，能止淫带。又补中益气汤，如俊臣蒸煎法，亦止淫带。皆经验方也。

癥 瘕

癥瘕论

《妇科大全》说女人有五积、六聚、七癥、八瘕、疝癖、疝瘕之名，原其实皆气血壅滞所致。盖五脏之气积，而积遂有五。六腑之气聚，而聚亦有六。癥者，征也，病形可征验也。瘕者，假也，假气血以成形也。疝者，少腹一道大筋鼓起，如弓弦之状。癖者，辟处两肋之间，痛则见，而不痛即不见也。疝者，阴邪入于膀胱，诜诜然①上冲而痛也。瘕者，邪气瘕塞于腹中，正气扞格②而不通也。此皆阴阳不和，元气不得宣布，外感物类邪淫之气，结于血分，则为癥，为瘕，为硬块；结于气分，

---

① 诜（shēn 申）诜然：和聚貌。这里指阴邪聚集。
② 扞（hàn 汗）格：相抵触。

则为痞，为疝，为痃癖。要皆气积血聚而然也。奈何《病源》
《医鉴》，杂分青瘕、黄瘕、血瘕、气瘕、狐瘕、脂瘕、蛇瘕、
龟瘕、虱瘕、蛭瘕、发瘕、肠覃①以及鬼胎怪产等证，不过病
人生出此物之后，视其形而名之也。何尝特具识力，以为先觉
之矩哉。即有《杂病准绳》所云，癥瘕之类，身热面黄，腹内
切痛，按之坚，推之移，月事以时下等语，亦未能条分缕析，
教人如何治之也。且积聚盘踞腹中，其形不可得见，外看一若
怀胎之状，徒有其名而无其治，孰是玉石攸分哉！到不如随机
应变，察其于何而来，于何而往。始于气分者，按摩熨灸，以
类从之，从之不应，即以所畏之属折之，如铜屑治龙瘕，曲蘗
治米瘕之类是也。若深入血分，日积月聚，不上不下，即有巴
豆、硇砂等剂，未可恃为无恐矣。此症惟虚弱之人最多，盖脾
虚则中焦不运，肾虚则下焦不化，正气不行，则邪气得以居之，
当与《金匮》积聚篇合看。以后只教妇人于经行之时、生产之
后，一切服食起居必须时防时慎。失谨微若秋毫，成患重于山
岳，可不畏哉。

癥瘕证治

徐文伯曰：妇人有癥瘕、积聚、痃癖、痞疝等病，名色虽
多，而其实只要在气血上分得明白。盖牢固不移有定处者，是
血病也。推移转动忽聚忽散者，是气病也。气病宜七气汤△、正
阳丹△，血病宜血竭散、乌药散，甚者用硇砂丸、干漆散、见
睍丹△、桃奴饮△。余尝以水蛭、虻虫治血瘕，三棱、莪术治气
瘕，牵牛、甘遂治水，雄黄、轻粉治痰，阿魏、巴霜治食。药
虽峻厉，有病则病当之，不必畏也。

---

① 肠覃：指妇女下腹部有块状物，而月经又能按时来潮的病证。

集古

《金匮经》云：妇人宿有癥病，未及三月而得漏血不止，胎动在脐上者，为癥痼害①。孕前三月经水利时胎也，后三月下血者瘀也，当下其癥，宜桃仁丸主△之。

张子和曰：《经》云：任脉为病，男子内结七疝，女子带下瘕聚。《经》又云：邪之所凑，其气必虚。正虚则邪实，而癥瘕之所由成也。其气内连子脏则不孕，内连冲任则月水不利。此病痛者易治，不痛者难医。盖痛者，正气与之相抗，故祛之易；不痛者，另结窠囊，正气不与相抗，是以难也。

罗谦甫曰：妇人虚弱，四时有感，则生此病。积在阴分而有渊薮②，聚在阳分若乌合③，然治此宜先调养营卫，然后用药攻之。若据用干漆、硇砂、巴豆、麝香之类，则必至有倾覆之害。至于用方，大意与治鼓胀、积聚相仿。

新方

务治一闺女，身体日瘦，腹日益大，父母疑其有私，欲致之死。因病伤寒痰鸣气喘，不能饮食，其外祖请诊，脉沉而结，面色青黄，乳头不起，满腹冷痛而硬，知其内必有癥也。以瞿麦扁蓄汁饮之，下出血癥十数块而愈。又见妇人怀瘕三月，其夫以为有孕，自服固胎补药十余剂，转觉不安，面上有蟹爪纹，小腹鼓胀而冷。时值端阳节，饮雄黄酒，满室悬挂菖蒲、艾叶，下去蛇瘕五条而瘳。又阿魏膏加麝香、砒霜于内，贴肚脐上，能除癥瘕。牛膝酒加朴硝、干漆，亦

---

① 癥痼害：是指孕妇养胎之新血，因宿癥痼阻而为害。
② 渊薮：这里指积聚集中的地方。渊，深水，鱼住的地方；薮，水边的草地，兽住的地方。
③ 乌合：指暂时凑合的一群人。

除癥瘕。

乡人善治此病，采取百样草木之根，晒㸐①炒热，分作二包，以一包熨于腹上，冷则又易一包。熨一昼夜，腹内哇然有声，病邪自出。以是知癥瘕原是杂合之邪，即投以杂合之药，其中亦有对证者。此法可治百病，所以为善。

阴　　挺

阴疮、阴挺

妇人前阴生疮，或痒或痛，或玉门焮肿，外证增②寒壮热，溃烂出水，内证腹胁闷痛，小便不利。是由血凝气滞，郁火伏于肝脾，肝脾之火注下，始则生疮，既则生虫，虫蚀阴内，故痒且痛。其焮肿者，上焦郁热，火往下迫也。其阴挺者，有物挺出数寸，如菌如芝，是下元虚冷，气下上升也。肝肾虚寒而浊带，脾气下陷而挺脱也。治此之法，要识病之原头，勿得泥定外科常套。此为生育之门，性命之本，一生阴挺屡出，终身不能协孕。阴疮浓水不干，亦致月经不利。若见大渴引饮，小便赤涩，大便燥结者，是湿热也。若手足冷而畏寒，小便清利，大便溏泄者，是寒湿也。热湿宜泻其火，寒湿宜补其火。若隐忍不言，后来必成阴㿔③、阴冷等症，不能生育，悔之无及。

阴疮证治

武之望云：阴疮属热，阴挺属寒。属热者宜龙胆泻肝汤△，

---

① 㸐（xiāo 肖）：干。

② 增：通"憎"，厌恶。《墨子·非命下》："《仲虺之诰》曰：我闻有夏人矫天命，于下帝式是增，用爽厥师。"孙诒让间诂引江声云："式，用也。增当读为憎。"

③ 㿔（tuí 颓）：阴部病。

属寒者宜十全大补汤△。阴痒者宜清心饮△，或四物汤加蒺藜、丹皮、栀子之类。阴肿者宜防风通圣散△，或脏连丸△加黄芩、阿胶、木通之类。阴挺者宜玉泉丸合百药煎，或断下丸△，或托里排脓汤△，其挺自收而疮亦敛。

金德生云：阴䘌①者，微则痒，甚则痛，是有虫也。以熟猪肝切作挺子，插入痒处，引虫入肝内，取出焚之。又以臭椿皮、苦楝子、枯矾、鹤虱煎汤，薰洗三五次，自愈。阴挺者，子宫坠下，如菌如芝，是肾气虚也。内服安肾丸△，外用鱼腥草、杨柳根、白矾、倍子，盛于有嘴罐内，微火煨热，以罐嘴向阴挺上，薰一昼夜，其挺自敛。

集古

《金匮经》云：妇人阴寒，蛇床子散纳之。阴中有疮，狼牙汤洗之。阴吹气泄，发灰煎导之。按原方是蛇床子一味为末，绢包纳阴中，热则祛之。狼牙即马蓼草，以此煎汤洗疮果验。阴吹气泄，是前阴出气有声，用葶苈、发灰、猪肤膏，调作挺子，绢包纳阴中。

《巢氏病源方》云：阴癞阴冷有二候，一是下元虚弱，犹男子精气不能生育者，当服温补药；一是膏粱太过，热极反兼寒化者，当服清凉药。务按：温补即金匮之乌梅石脂丸，清凉即大黄䗪虫丸△。

新方

任素思曰：男子有下疳疮，传于妇人为阴蚀，妇人传于男子为蜡烛发，总是感触污秽之气而成，宜以香水勤洗。疮中热者加百部、苦参汁，有虫加乌梅，流脓加枯矾，其余详外科中。

① 䘌（nì 逆）：虫蚀病。

又阴挺屡出，宜常食乌贼鱼、比目鱼、蛤蚧、蛏肝之类，外用乌梅汁时时揩之，其余与治带下同。

胎　　元

胎元论

《易》曰：天地氤氲，万物化醇，男女媾精，万物资始，乾道成男，坤道成女。务按：男子精气强实，女人月候调匀，经行畅快，血海洁净，二情交合，必成胎孕。齐司徒褚澄谓血先至裹精则生男，精先至裹血则生女。《圣济经》言：经水止后，血海始净，因气而左动成男，因气而右动成女。《道藏经》主一三五七日成男，二四六日成女。《兰室秘藏》主一二日成男，三四日成女。《广嗣要略》谓：实阳能射虚阴，实阴不能受阳，以致阳微不能射阴，阴弱不能受阳，皆不成孕。纷纷论说，孰是可凭，莫若凭诸圣人之语。《易》曰：坤道，其顺乎承天而时行，可知地之生物，不过顺承乎天，则知母之生子亦不过顺承乎父而已。知母之顺承乎父，则种子者果以妇人为主乎？男人为主乎？若谓男妇皆有所主，则是不拘老少强弱、富贵贫贱、精之易泄难泄，总以交感时，快然畅足，百脉齐到为善耳。是故男子百脉齐到，有以胜乎女则生男。女人百脉齐到，有以胜乎男则生女。而褚澄谓男精女血者，甚非。夫交感而动，男有精，女亦有精，初非血也。只是女精先至，男精后来，阳冲乎阴，而氤氲于胞中者则成男；若男精先至，女精后来，阴胜乎阳，而团聚于胞中者则成女。夫人孰不愿生男，无如一时兴到，情不自禁，在乎命之所结耳。此事最粗最俗，即昆虫鸟兽，凡有血气之类，无不能知能行。而其成男成女，与夫骈胎①、品胎②，又甚最精最微也。至于胎元寿夭之说，见幼科论中，兹不赘。

辟房术

前调经论既云五不女，兹再说五不男。如阴茎痿弱、短小、精寒、精滑、精衰是也。乃俗医分为男子九丑，捏造诡秘房术，每用鼓子花③、紫梢花④、淫羊藿、红娘子、没石子、蛇床子、阳起石、仙茅、细辛、花椒、丁香、麝香、萝藦⑤、枸杞、龙骨、蟾酥、硫黄、鸦片等类，一派辛热壮阳之药，诈称种子固精丸，令人服之，阳道坚举，淫人藉此纵欲，后来发为恶疽疮毒。究竟不能结胎，徒取脱阳丧命之祸。立志保身之男子，其谓务直辟之为是否也。

胎元证治

李士材曰：男子阴茎痿弱短小，不能射入女之命门，真是不可以为父。若但精寒精滑，俱有可治。如或命门火衰，欲念萌而不起者，久服嗣续降生丹△或打老儿丸△。若精液清稀而少者，宜河车种玉丸△或还少丹△。若精入女腹而冷者，宜滋肾保元汤△或六子丸△。若逢女兴发即泄者，宜金锁正元丹△。若女强男弱不耐久战者，宜固精丸△、心肾丸△。此虽后天作用，而亦可以接济先天，在人酌取。

集古

甘伯宗⑥《医录》云：上天好生无时休息，而地道或有不载

---

① 骈胎：双胞胎。
② 品胎：三胞胎。
③ 鼓子花：即喇叭花。
④ 紫梢花：即紫霄花。
⑤ 萝藦：多年生缠绕草本，有乳汁，其根、茎有毒。
⑥ 甘伯宗：唐代史学家，著有《名医录》（《宋史》称《历代名医录》），是我国最早的医史人物传记书，已佚。

者，犹南方不毛之土，不可以种嘉谷也。务按：子赖妻生，有因妻不生而娶妾者，有因妾生子而不育者，此事若可勉强，则唐、宋、明代数君，妃嫔满前，而奈何要承宗祧①于人乎。当时诸太医谁不用药，都是水中捞月。帝王尚且乏嗣，何况于庶民乎！

新方

陈逸仙曰：种子原无正方，要看人之体气，在《广嗣纪要》谓寒者宜温，热者宜凉，滑者宜涩，虚者宜补。然脏腑之阴阳各有偏胜，若只责重在肾与命门，谁不知之而责重之法，其间委曲②甚多，非可一蹴至者。譬如往京之路，山环水转，而后乃至京师。故种子之药，有宜于此而不宜于彼者，是要晓得委曲周旋、补虚泻实之法也。凡治杂病，不能体会此意，终不能入上乘之门。

务于调经诸论，原为妇人治病，而男子亦有偏倚者，不是真阴不足，则是命门火衰，今且劝其清心寡欲。谚云：寡欲则多男。如果真阴不足，宜常食龟鳖、蛤蚧，而阳道坚强。若命门不足，食山禽、野兽，而阳道亦强。此虽卑污琐屑之事，而实感召元始之大本，关乎庭帏之盛衰也。奈何血气未定之男子，好色贪淫，斫丧元气，后来子女不育，或育而不成立。故说此以为炯鉴，先师亦尝谆谆于务云。

识　孕

识孕格言

妇人月经不行，或有恶阻烦闷证候，疑为害病。问于医

---

① 宗祧（tiāo 挑）：指家族嗣续。祧：远祖之庙。
② 委曲：事情的经过。

人，医者凭脉用药，以阴搏阳别，谓之有子。足少阴脉动者为有子，左尺偏大而疾者为男，右尺偏大而疾者为女。且以当归、川芎为末，调酒探试之，谓服此而脐腹微动者有孕也，不动者积血也。据如此言，倘遇虚羸之妇，气血分于养胎，孕后脉即沉伏不见者，何以识之？强壮之妇，服探药而不动者，又何以识之？原夫胎元之始，当问月经，其从前应期调畅，交感之后，经水不行，水渍于中，故腹内杂，似饥非饥，似辣非辣，似痛非痛，而胸膈懊憹，莫可名状。此其因之可识也。其性本来勤于动作，至此而四肢怠惰，本来不喜之物，至此而忽然喜食，如脾气养胎则喜甜，肝喜酸，肺喜辛，肾喜咸之类，此其性之可识也。其脉虽则沉伏，而久按必有一部滑疾。《经》曰：身有病而无脉者为娠子，或尺脉略带短涩者，是为气血团聚之象。此其脉之可识也。且孕至三四月，乳房必然胀大，腹亦渐次而大，女腹如箕，男腹如釜。以女面向母腹，其胸向外，故如箕。男则面向母背，其背脊抵外，故如釜。此其证之可识也。但初孕如花蕊，根蒂未固，切须内减七情，外慎寒暑，勿登高临深，勿劳力负重，疾风迅电，检束其身，怪异惊奇，弗触于目。子之所受，悉从乎母也。徐之材谓：一月如珠露，养于肝；二月如花蕊，养于胆；三月男女分，养于心；四月四体具，养于三焦；五月五脏成，养于脾；六月六腑足，养于胃；七月关窍通，养于肺；八月游其魂，养于大肠；九月三转身，养于命门；十月诸神备而生者。其说太泥，盖母之养胎，气血无所不到，若谓逐月循经而养则可，指定一经仅养一月则不可。至于恶阻症候，原有是事，不必服药，即服药，宜遵汗吐下之三禁及峻猛攻伐之剂。其余杂病，散见前后卷中。

孕后论

又见妇人体气不同，或孕七八月而生者，或有十二三月而生者，随母气之迟速也。原结胎时，身形百骸已萌其兆，非于孕后另生脏腑也。其受气厚者，根深蒂固，渐渐长大，犹瓜之在藤，待时而熟。若受气不足，则藤萎而瓜败。今有生儿不育者，盖不于未协孕前保养心肾，乃不讲究于此而纵情肆欲，斫丧天良，无论不能协孕，即孕而不育，育而不能长成者，皆由元气薄弱之故。所以人有五福六极之不齐，原受父母之精气各有清浊厚薄不等也。

孕脉

《金匮经》云：妇人得平脉，阴脉小弱，其人渴不能食，无寒热，名妊娠。

张景岳曰：辨男女之法，余以坎离象之。盖坎为天一之卦，坎中满，阳在内也；离为地二之卦，离中虚，阴在内也。所以男脉多沉实，沉实者，中满之象；女脉多虚浮，虚浮者，中虚之象。无论部位大小，但察于两尺，无不应如影响。

胎教

《烈女传》曰：古者妇人妊子，寝不侧，坐不边，立不跸①。太任②之妊文王也，目不视邪色，耳不听淫声，口不出敖言，君子谓太任为能胎教。

陈匡臣曰：最难定者，新婚之妇，交感既多，协孕不自知也。有前次已经受胎，后来又病经激者，彼只谓七八月而生，而不知其已逾月也。又有前次未曾受胎，后来交感而成者，彼

① 跸（bì 毕）：一脚偏立。
② 太任：又称大任，商朝西伯侯季历之正妃，周文王姬昌之母。任，姓。

又谓过月不生，而不知受孕在后也。至于恶阻、胞漏及鬼胎怪产诸症，只要细察本书前后意义，自能明其道理而治之，不必另开方药。

恶　阻

恶阻论

阻者滞也，胎气阻滞于中，又被风寒湿热之邪所阻，是为恶阻。恶阻之候，多是妇人虚弱，而壮实者无是也。其人颜色如故，脉息和平，但苦心下愦愦，头昏目眩，呕吐酸水，懈怠不欲执作，恍惚不能支持，恶闻谷气，欲啖酸咸。此由经血既断，胎气渐充，气不宣通，故心下愦愦而呕吐也。血既不通，经络滞涩，故四肢懈怠不能支持也。如夹寒则不欲食，夹风则头痛，夹痰则目眩，夹湿则肿胀是也。《女科大全》书谓：孕妇中风者名子痫，不语者名子哑，烦者名子烦，咳者名子咳，尿涩者名子淋，腹胀者名子悬，浮肿名子满，是皆恶阻之候也。原因宿有冷气，又复外感邪气，邪正相抟而并于气，随气上下，上冲于心则心痛，下冲于腹则闷乱。分出妇科许多杂病，究竟用药亦与杂病同，但当回护胎元为主。而《大全》谓必要依彼用药，是又局人意见也。盖恶阻症候极多，在人因时制宜，书亦难以尽述耳。

集古

陈飞霞曰：女子自天癸至后三十五载之中，皆冲任二脉主事，以冲主升任主降，升降有序，百病不生。既已成孕，则二脉惟知保护胎元。所以升降失职，以致秽浊留滞于中，蔽塞清阳道路，故有恶阻症候。古安胎饮以四物为君，加人参、白术、砂仁、苏叶、橘皮、生姜、大枣，甚为稳当。

新方

任素思曰：恶阻在三月以前者，南人谓之出症候，食物无味，懒于动作，但随其所喜而嗜之，不必服药，过后自愈。若四月以后而有杂病者，随其症而药之，前论已悉，不必多言。且孕妇之病难治，猛药恐伤胎气，和药无济于事，必待生产之后，乃能全愈。

罗兴才曰：孕妇有恶阻，而胎气下坠、小腹绷急而冷者，多是女胎。又前次女胎，是一样性情嗜好，而今又是一样性情嗜好，必是男胎。

胞　漏

胞漏论

《金匮经》云：妇人月经下，但微少。师脉之，反云有孕。其脉何类？何以别之？师曰：寸口脉阴阳俱平，营卫调和，按之则滑，浮之则匀。阳明、少阴各如其经，身反洒淅，不欲饮食，头痛心乱，呕哕欲吐，呼则微数，吸则不惊，阳多气溢，阴滑气盛，当作血盛，滑则多实，六经养成，所以月见，阴见阳精，汁凝胞散，散者损堕，设复阳盛，双孕二胎。今阳不足，故令经激也。此言经激则胞漏，胞漏者血来不多，饮食精神如故，六脉和缓滑大，是谓血盛无足虑也。惟是冲任脉虚，不能约制经血，以致血水时下，漏无止时，损胎之兆也。原其胞漏之故，多因劳役无度，七情郁结，母气本虚。又被风冷外邪所侵者，当治其外。被房劳内伤所犯者，当固其本。然未至于腹痛，胶艾四物汤△，尤可保全。若血下而腹痛，难免半产漏下之患，虽欲顺气养血，恐无及矣。

转胞证治

《济阴纲目》云：孕妇气血虚弱，中焦不清而隘，胎气下坠，转在一边，压着膀胱下窍，胞系了戾，小便不通，气急胀满，痛闭难堪，亦危急之候也。朱丹溪以补中益气合四物汤，名为举胎煎，服药下咽，随即探吐，为升提之法。杂方用机巧，妇人以手入阴户托起胞胎，亦是升提之法。但探吐恐伤正气，手托恐损胞门，莫若令孕妇仰卧，将两脚倒提向上，频频耸动其身，俟胎气上升，溺道自降，然而随升随坠，则必依《金匮》八味肾气丸△，乃能奏效。

胞漏方

徐东皋曰：胎气不安，必至胸腹疼痛，甚则至于下坠者，皆由气血虚弱而然也。夫胎之在腹，如果之在枝，荣枯消长，在乎灌荫。漏血既多，胎必不固，漏血之因，惟虚与火耳。其人壮盛，因郁怒厚味而漏血者，宜龙胆泻肝汤。小便赤涩者，宜清凉饮子。若肝脾虚损而下血者，宜调中益气汤。血不归经者，宜人参养营汤△。腰疼腹痛者，宜七味阿胶散。胎气自动者，宜泰山磐石散△。今人动云安胎，徒执方药，孰知去其所病，便是安胎。

集古

《金匮经》云：怀孕六七月，太阴当养不养，宜常服安胎散△。孕妇哀泣，谓之脏燥，宜甘草小麦汤△主之。又有妊娠下血者，有半产漏下者，假令腹中痛为胞阻，宜胶艾四物汤△主之。若小便不利，宜葵子汤△主之。

又云：妇人饮食如故，烦热不得卧，而反倚息者，此名转胞，不得尿也。以胞系了戾，故至此，宜肾气丸△主之。

《妇人良方》云：胎以阳生阴长，譬之种植者，灌溉若有不到，则藤萎而花坠。胎气压着膀胱，犹藤萎也，萎则宜升，前方治之极是。但体气坚实，而忽然有此症者，或因肝风、肺燥、心火、脾湿、肾寒而致者，只要祛其外邪自愈。

喻嘉言曰：叶茂乡幼男，肺气壅遏，小便全无，痛闭危急，余以黄芩、阿胶利其肺气，次日乃得尿出。可知尿出于肺，气化乃能得出。后以此方治刘钧支乃室转胞不尿，亦验。

新方

太平师曰：恶阻有胸满气逼，不能饮食，只可投其所好，如好酸咸，知为肝肾发动，即在此处着想。余以姜醋煮鲫鱼，令彼嗅之，薰开胃气，然后因病用药。又胞漏下血者，以酒煮泽兰根饮之，或醋煮艾叶、菊花根、益母草，皆能止血。如不应效，照依崩漏法治之自愈。又转胞者，取江中浮水沫晒干，加童便、白糖化服，尿自出。又单用车前草煎水饮之，尿亦出。

生　产

产前论

天地生物为心，本有自然之理，物无产难之忧者，能顺其自然也。人有产难之忧者，自逆其自然也。何以言之？如胎前不能节饮食，慎起居，戒暴怒，绝淫欲，临产血凝气滞，或儿肥胞厚，或交骨不开，此逆之一也。胎未离经，或有水下，腰不甚痛，是名弄产；或腰腹虽痛，血水未来，胞衣未破，是名试月，二者俱非产候，倘误认而逼之生，此逆之二也。夫妇之愚，惑于鬼神之说，纠集多人逐鬼，产妇疑鬼则心虚，虚则神惊胆怯而气不运，人多则颜羞，羞则用力不便而气血畏缩，既怯且缩，此逆之三也。娇养之妇，产时畏痛曲腰，儿欲转身，被母局促，乃至胞破浆干，儿难顺下；中年之妇，生育既多，气血已亏，产路干涩，液薄津消，无力送胎，此逆之四也。或血水甫①下，腰腹甫痛，儿虽出胞，却未转身，被母用力逼迫，因而横于腹中，或手先出，或足先出，或脐带绊肩，或儿头偏于子宫之左右，此逆之五也。救之者，教其心静神安，气和血畅，无使多人扰乱，亦不至独立无依，无使产妇心慌，亦勿容稳娘催逼，择一老成谙练之人，谨守房门，驱逐一切污秽凶狂之辈，静以候之，虽一日至于七八九日，切勿惶惑，坐卧行立，听其自便，饥则与以白饭香蔬，渴则饮以清茶蜜水，寒无怆怆，热无灼灼。儿之所诞，听命于天，所谓顺其自然也。临产之候，前一日或有潮热，热则胎欲离经，交骨乃散，离经之脉或歇息不至，或大小不调，产时脐腹急痛，眼中如火，粪门进逼，中指中节跳动，先破水胞，然后来血，或血水俱下，急令一人拦腰抱住，产母亦自己紧抱胸前，自然顺遂而生。间有阻滞，急令产母仰卧，使稳娘揣摩腰腹，头偏者扶正之，手足出者推入之，脐带绊肩者拨开之，双胎怪产者揜攘②之，胞衣不下者绵带系坠之。总要心气和平，自然转逆为顺也。要知妇之生育，关乎家之盛衰，其中吉凶祸福，毫忽不可勉强。然安得如家喻户晓，不负造化生生之机焉。斯快矣。

救产口诀

马婕舒《救产密语》云：久忍痛，慢坐草，勿惊疑，莫烦恼③。真是保产好话。

逆生

再按天地生人，本无横生逆产之理。总因产母错于用力，

---

① 甫：刚刚；方才。
② 揜（yǎn眼）攘：遮盖。
③ 恼：原作"脑"，据文义改。

傍人误叫用力，儿未转身，被母逼迫，手先出者名横生，足先出者名逆生。横生者缩入儿手，稳娘端端扶正，少停一会，母子气匀而自下。惟足先出者最为难治，亟令产母仰卧，缩入儿足，稳娘有机巧者，令儿团作一处，腹内打转筋斗，才得转身，然恐胞破浆干，犹之无水行舟，甚费气力。产母能食者，亟进酒食，不能食者，作人参汤助之，静候母子正气转回，方能解救。切不可听凶恶之妇，用刀剜割，割则腹中乱搅，两命俱伤。又催生捷方，用芒硝、附子各五钱，酒与童便、白糖，煮热服，包管即生。若胞衣不出，亦宜此方。

死胎

死胎之由，或是嫉妒、躁暴、覆卧、房劳触犯者，或是跌扑损伤，误食杂物药饵，及横生倒产者。外证舌与指甲俱青，腹中痛而不动，则是胎死之候。薛立斋谓：面青舌赤，母死子活；面赤舌青，母活子死。盖亦谓母之气在面，胎之苗在舌，青色者，气血败脱也。果见舌青，则当断以母子俱死。若面如虾血，又当断以母子两亡。胎死则腹中必定硬痛，口出秽气，腹冷如冰，时下瘀血。若母气犹能呼吸，亟用夺命丹△，或平胃散加朴硝、牛膝、麝香、肉桂、蟹爪之类，令亲人摸擦胸腹，随进美食接力。此证总要产母自己腹内热气薰蒸，胎自腐化而出，亦不可妄施刀割。

息胞

儿已产下，胞衣停息腹中，腹不胀满而喜按摩者，是气虚不能送下，以固元气为主，或参汤、鸡肉、龙眼肉汤，略加姜酒以助元气，胎衣自下。若腹中胀痛不可近者，是败血渗入胞中，以花蕊石散加桃仁、牛膝、附子、桂心、麝香等类，血活而胎衣亦下。若停息已久，只管断脐洗儿，但要紧拿胞带，勿使败血渗入，以物系坠胞带头，不久自下；或以蓖麻子四十九粒，研涂产母右足心，胞衣即下；或针肩井穴，亦下。今人不知用法，且云胞衣未来，不可擅用参鸡补物，孰知元气素虚，非补不能送下。又有教产母咬定自己头发，作吐哕声，其人气实者，得吐则胞下，而虚者，吐伤正气，上下两泄，性命立竭，因并明之。

脏脱

妇人元气不振，脏腑虚滑，每于生育时而有脏脱之患。有小肠脱出者，世谓之盘肠生。有膀胱脱出者，又谓之膀胱生。有子肠不收，阴户挺出，皆脏腑虚滑，用力太早之咎。所脱之脏，急煎黄芪浓汤，不冷不热浸之，待儿与胞衣俱下，亟令产母仰卧，稳娘以香油浴手，徐徐送入。此事最要捷速，迟则气血不周，必生他变。《本事方》教用姜汁、酒、醋噀①其面，又以麻油烟薰其鼻，产母得噀与薰，气往上收，而下脱之脏自然缩入。又有以蓖麻子为膏，贴于脑顶，亦入，但收后宜多服补中益气汤。

昏眩

产后气血大脱，昏绝不知人事，虽有良药，不能下咽，此际宜用多人救治，以一人拦腰抱住产母，一人揪其头发往上，以绵絮塞住前后二阴，勿令泄气，一人用箸击开牙关，灌通关散，二人将其手足，或烧破伞干漆薰鼻，或烧秤锤沃以酽醋。昏眩得酸则醒，得油漆气亦苏，俟气稍转，然后以京墨研红花汁饮之。闷绝烦乱者是血虚，心下急满者是瘀血，血虚宜清魂散△，瘀血宜夺命丹△。若贫家无药，只以龙眼肉煮酒服之，有

---

① 噀（xùn 讯）：含在口中而喷出。

瘀血者加童便、菊花根，随食酒肉、糕饼、甜果之类，皆所以助元气也。

产后论

人生已有贵贱之分，而调摄不能一致。尝见娇养之家，谓产后皆虚，恣食鸡、面、参、芪补物，瘀血得补则郁结不散，积久而成骨蒸者，有之矣。又见贫苦之妇，饮食不给，脏腑空虚，而又勤力作劳，冒犯寒暑，虚邪相抟，而成蓐劳者，又有之矣。故产后未可遽①用辛咸厚味之物，宜饮童便、姜酒少许，高倚床头，竖膝仰卧，以手按摩心胸，使无壅滞之患。或有眩运、潮热、便闭等症，原非恶候。盖因产时气血奔腾，骨节解散，去血多而眩运，津液竭而便闭，有潮热则交骨乃合，玉门乃闭，津液乃回，乳汁乃涌。或有恶露不尽，俗名儿枕作痛者，当分虚实，腹中闷痛，不任按摩，其人好忘如狂，小便利而有痛块者，则是瘀血在里也。其血色必黑，其气必腥秽，宜破瘀汤△。若痛处喜得按摩，得摩则痛止，其面黄白，其血不腥秽者，是肝脾虚损，宜趁痛散△。是故产后五脏空虚，六淫之邪易入，而风寒为尤甚，寒伤于营，既不敢表，又不敢里，从乎中治，而邪难外出，淹延日久而变症出焉。风伤于卫，夹火则筋脉拘挛，夹湿则四肢纵弛，痛痹羸乏，种种杂病，莫能尽述。惟是远七情，节五味，避虚风，谨寒暑，为却病之大关头也。凡梳头、洗足、刷齿、刮舌之事，在所当禁，况酒色暴怒，其敢触犯乎？诚能调理得宜，毋论富贵贫贱，皆可保全生育矣。

又曰：产时未曾备有药饵者，只宜调理饮食，姜、酒、鸡、鸭皆可食之。寒天则宜滚水沃其手足，使阳气得以疏通；热天

---

① 遽（jù具）：仓猝。

宜贮冷水于房内，勿令其汗大泄。总要气血周流，自无产难之患。所谓寒无怆怆、热无灼灼者如此。交骨不开，是气虚不能开达者，内服达生散，外以葱汤洗之。而又不开，则用四物合补中益气汤。玉门不闭，亦是气血虚弱，又为外邪所袭，胞衣破而儿难下，血水干而产路涩者，皆有此患，亦宜补中汤加乌梅、白芍。

集古

《金匮经》云：产妇腹中疗①痛者，宜羊肉生姜汤△主之。腹痛烦躁不得眠者，宜枳实芍药散主之。腹中有干血着脐下者，宜抵当汤△主之。

又云：新产有三病，一者病痉，二者病郁冒，三者大便难。以新产血虚多汗出，喜中风，故令病痉。亡血复汗，有寒，故令郁冒。亡津液，胃中燥，故大便难。郁冒而脉微弱不能食，大便坚但头汗出，所以然者，血虚而厥，厥而必冒，冒家欲解，必汗出，宜复脉汤△主之，阴阳可复。若大便坚，呕吐不能食者，小柴胡汤△主之，病解能食。七八日复发热者，此为胃实，大承气汤△主之。

方山子曰：稳娘可以用，可以不用，此辈无师传授，一味胆大，能言语。初到人家，便将孕妇腰腹摩摩擦擦，又取浴盆渥②手，以手探入胞门。若是正产，故意捏些蹊跷话；若是弄产试月，反被此辈逼迫，因而害命者多矣。天下之大，有因稳娘而生者，知彼狡诈之深，不因稳娘而生者，始信余言之实。务按：禽兽物类，何尝藉有稳娘哉。

---

① 疗（jiǎo 绞）：腹中绵绵作痛。
② 渥（wò 卧）：沾湿，湿润。

新方

陈俊臣曰：妇人不畏官法而畏佛法，不尽人道而信鬼道，闻地方有产鬼，忧虑疑惑，因而误事者，处处有之。今后教彼礼拜观音救苦，雷霆钟馗诸神，彼以为有神扶助，可解忧疑。又于平日讲究生育之道，使彼知其理而不疑畏，临时自有主张。吾见乡中无稳婆医药，而自生自育者，总是能顺其理耳。又见淫妇私胎而无产厄者，亦是坐得草迟，忍得痛住，弗使人知故耳。

任素思曰：孕妇亦要亲小劳，使气血得以周流，可免产难之患。人知药可催生，而不知催生之道在乎气血盈亏，不在药之滑利。若时候未到，必不可催，时候已到，亦不必催。苟有当生而不顺者，宜服达生散△。胞衣不出者，宜夺命丹。产后瘀血作痛者，宜黑神散△。或有发昏而笑者，宜失笑散△。死胎不出者，宜花蕊石散△。去血多而疼痛者，宜趁痛散△。余尝以酒煮黄芪八钱、当归四钱，治产后腹痛、发热、血水不干诸症，一服即安。

务按：产时痛极难耐，虽有好席，莫能得睡，虽有好食，莫能下咽，此只可以捷方与之。如交骨不开者，以酒磨鹿角醉饮。胎已离经者，以烧酒研凤仙花子饮之。子肠脱出者，内服八珍汤△，外用猪肉汤润之。横生倒产者，先服益气养营汤△，扶助母气，后教稳娘用蛮力拖之而出，亦是奇事。若胎死腹中，服朴硝、附子，胎自腐化而出，并可以下胞衣。曾见儿已产而胞衣不出者，原胞之蒂系于腰，胎却脱胞，而胞蒂却未脱腰，虽迟一二日无妨。若胞脱腰而不出者，是有瘀血渗入于中，稳娘用手法挖开，瘀血自下。夫救产之法极多，各处风俗不一，在人活泼取用，兹亦难以尽传。

乳　病

乳病论

妇人气血所化，上为乳汁，下为经血，天癸至而乳汁行，天癸竭而乳汁止。哺儿则经断，停乳则经行，则是乳汁者，当救于阳明、厥阴二经。故阳明盛，饮食进，肌体充，乳汁盈溢者，本有余也；阳明虚，饮食少，肌体瘦，乳汁不行者，本不足也。素无乳汁者，经血下荫而多子也；素多乳汁者，经血上涌而不下荫者，是皆阳明之偏也。乃有胃气消沮①，肝气横逆，乳间微结小核，不痒不痛，日积月累，溃烂痛脓，是为乳痈。痈久不愈，烂肉伤筋，嵌凹若岩，是为乳岩。乳岩者，气血将败，能复其元神者生，不能复者死，是皆厥阴之郁也。若但抱儿睡卧，儿本有热有痰，含乳而睡，热气吹入乳间，肿硬如石，是为吹乳。或儿为疾病之故，不能吮乳，令乳牢强掣痛，是为妒乳②。二者初起，忍痛揉之，揉之不已，则捣葱白熨之，熨之不已，则饮六和汤加神曲、麦芽，吮去瘀浊之汁自愈。若愈而复肿者，排其脓而清其热，回其汁而解其毒，以其起于暂，而亦可以急治也。至有产后瘀血上攻，两乳细长下垂过腹者，谓之乳悬，宜饮行血去瘀汤。若乳间本有微疮，被儿吮破，不过皮肤小恙，又非吹乳、妒乳比也。其治乳痈、乳岩之法，照依外科发背流注之例，自不至于错误。虽然妇人之乳，犹夫男子之肾，其中盈虚消长，视乎冲任之盛衰，以冲任与厥阴相通，又与阳明相继，二经宽舒，多而且浓，二经涩滞，少而且清。

---

① 消沮：削减；减弱。这里指胃气虚弱。

② 妒乳：病名，指两乳胀硬疼痛或乳头生疮的病证。

浓者儿肥，清者儿瘦。世有择乳母养儿者，不论妇之强弱，只论乳之清浓，且能调理乳母饮食，不亦深为保赤之要乎。

治乳方

《金匮经》云：妇人乳中虚，烦躁呕逆，安中益胃，竹皮汤△主之。竹茹、白薇、桂枝、甘草、熟石膏。

《证治衍义》云：凡吹乳、妒乳肿急者，宜饮神曲麦芽汤，外以生姜擦之，挤去败浊之汁，再服连翘金贝散△。

任素思曰：生产三日后，乳汁当行。若不行而胀急者，可服涌泉汤，不胀急者，服猪蹄汤△。若虚人无乳，切不可用药取之，恐元气受伤而不能再孕也。若乳上有疮，用膏药盖护。乳内有核，用食盐、橘叶、葱白，炒热熨之，要熨得核消方住。盖核之所结，有风寒湿热燥火之不同，此核久而成痈，痈久成岩，为害不浅。

陈俊臣曰：乳有一边多者，一边少者，古人谓左属厥阴肝，右属阳明胃，二经缘有偏胜耳。若初起觉得内中痛甚，以鹿角磨酒醉饮，或以神曲和橘核煮酒，饮之自愈。如日久成痈，照依外科例治。

卷七　药方

　　本集前后共计三百八十七方。因古人一方可治数十病，而一病又兼数方，难以重复，故另汇于此。以仲景公之方列前，诸名医之方列后。凡集中辨证论治，旁边有厶角圈者，即是药方，细心查之自见。

　　又本集载方药而不载份量者，原欲医者活泼取用。如某病当用某药为君，某为臣，某为佐使，君则增其份量，臣则减之，佐使又减之。匹配自不容易，故医有高下不同，而愈病有迟速不等也。且药不可限定份量，犹饮食然，强壮则多食，而幼弱则少食，所以不限份量为当也。又三百八十七方中，载明药味，而不载炮制者，另有《本草要义》八卷，明岁刊出。

今集《伤寒》《金匮》方

　　桂枝汤：桂枝、白芍、甘草、生姜、大枣。

　　麻黄汤：麻黄、桂枝、杏仁、甘草、生姜、大枣。

　　大青龙汤：即麻黄汤加石膏。大其份量，则为青龙汤；减其份量，又名越婢汤。

　　小青龙汤：麻黄、桂枝、白芍、半夏、细辛、干姜、甘草、五味子。

　　真武汤：人参、白术、茯苓、附子、白芍、干姜。

　　白虎汤：知母、粳米、甘草、熟石膏。

　　半夏泻心汤：人参、黄连、半夏、黄芩、干姜、甘草、大枣。

　　附子泻心汤：附子、黄连、大黄。

五苓散：猪苓、茯苓、白术、泽泻、桂枝。

四逆汤：附子、干姜、炙甘草。

四逆散：柴胡、白芍、枳实、甘草。

炙甘草汤：人参、桂枝、生姜、麦冬、麻仁、阿胶、大枣、生地黄，以酒为引，又名复脉汤。

大建中汤：人参、蜀椒、甘草、饴糖。

小建中汤：桂枝、白芍、生姜、大枣、饴糖、甘草。

麻杏甘石汤：麻黄、杏仁、甘草、石膏。

理中汤：人参、白术、附子、炮姜，加炙甘草为理中丸。

大陷胸汤：大黄、芒硝、甘遂。

小陷胸汤：黄连、半夏、瓜蒌仁。

黄连阿胶汤：黄连、阿胶、黄芩、白芍、鸡子黄。

白通汤：葱白、附子、干姜、人尿、猪胆汁。

麻黄升麻汤：麻黄、升麻、当归、桂枝、白术、茯苓、葳蕤、干姜、甘草、天冬、黄芩、白芍、知母、熟石膏。

葛根汤：即麻黄汤加干葛粉。

瓜蒌汤：即桂枝汤加瓜蒌仁。

大承气汤：大黄、芒硝、枳实、厚朴，去朴实为调胃承气汤。

小承气汤：枳实、大黄、厚朴，加桂枝、赤桃仁、甘草，为桃仁承气汤。

吴茱萸汤：人参、生姜、大枣、吴茱萸。

白头翁汤：白头翁、黄连、黄柏、秦皮。

十枣汤①：大戟、芫花、甘遂，大枣十枚。

---

① 十枣汤：此前原有"乌头赤石脂汤"，与后文重复，故删。

桃花汤：赤石脂、炒糯米为末，久炒则成桃花色。

大柴胡汤：大黄、枳实、柴胡、黄芩、半夏。

小柴胡汤：人参、柴胡、半夏、黄芩、甘草、生姜、大枣。

抵当汤：大黄、桃仁、虻虫、水蛭。

七物汤：大黄、枳实、厚朴、桂枝、甘草、生姜、大枣。

肾气丸：茯苓、泽泻、丹皮、枣皮、附子、肉桂、山药、熟地黄。

大半夏汤：人参、半夏、白蜜。

小半夏汤：半夏、生姜、茯苓。

竹叶石膏汤：人参、半夏、麦冬、粳米、甘草、竹叶、熟石膏。

柏叶汤：柏叶、艾叶、干姜、马通。

桂苓甘术汤：桂枝、茯苓、甘草、白术。

土瓜根散：桂枝、白芍、䗪虫、土瓜根。

龙骨牡蛎汤：人参、柴胡、半夏、桂枝、生姜、大枣、茯苓、大黄、铅丹、龙骨、牡蛎粉。

乌头石脂丸：蜀椒、干姜、乌头、甘草、赤石脂。

大黄䗪虫丸：大黄、䗪虫、桃仁、杏仁、黄芩、白芍、甘草、熟地黄、蛴螬、干漆，酒糊为丸。

茵陈蒿汤：茵陈、大黄、栀子。

麻黄附子细辛汤：即上三味加桂枝、甘草、生姜、大枣。

黄芪芍药汤：黄芪、白芍、桂枝、苦酒。

乌梅丸：人参、黄连、蜀椒、肉桂、乌梅、黄柏、当归、附子、细辛。

矾石硝石散：枯矾、大麦、牙硝。

泽漆汤：人参、半夏、紫菀、泽漆、黄芩、肉桂、白前、生姜、大枣。

安胎散：当归、川芎、白芍、白术、黄芩、艾叶。

酸枣汤：川芎、茯苓、知母、甘草、酸枣皮。

连翘赤小豆汤：连翘、赤豆、麻黄、杏仁、生姜、大枣、梓白皮。

防己黄芪汤：防己、黄芪、桂枝、茯苓、甘草。

麻仁润肠丸：麻仁、桃仁、杏仁、枳实、大黄、厚朴、皂角，为丸。

胶艾四物汤：即四物汤加阿胶、艾叶。

温经汤：人参、阿胶、当归、麦冬、川芎、丹皮、桂枝、白芍、甘草。

共①有一百一十三方。务已注有《金匮晰义》八卷，其书明年嗣出。兹因本集用过之药，不得不汇于此。

集古名医诸方

二陈汤：陈皮、半夏、茯苓、甘草。

四物汤：当归、川芎、白芍、地黄。

四君子汤：人参、白术、茯苓、甘草。

六和汤：香薷、木瓜、扁豆、藿香、砂仁、杏仁、半夏、厚朴、甘草。

香砂六君子汤：即四君子汤加木香、砂仁。

八珍汤：即四物汤与四君子汤相合。

十全大补汤：即八珍汤加黄芪、肉桂。

保和汤：即二陈汤加柴胡、枳壳、神曲、厚朴、楂肉、

---

① 共：原作"公"，据文义改。

大腹皮。

生脉散：人参、麦冬、五味子。

平胃散：苍术、厚朴、广皮、甘草。

胃苓汤：即平胃散合五苓散。

清脾饮：青皮、厚朴、白术、草果、柴胡、黄芩、半夏、茯苓、甘草。

冷香饮子：丁香、檀香、草果、良姜、附子、广皮、甘草。

通关散：细辛、薄荷、皂角、麝香。

滚痰丸：黄芩、大黄、沉香、青礞石。

凉膈散：大黄、芒硝、黄芩、栀子、连翘、薄荷、甘草。

藿香正气散：藿香、白芷、茯苓、白术、苏梗、桔梗、广皮、半夏、厚朴、大腹皮。

荆防败毒散：荆芥、防风、羌活、独活、柴胡、前胡、川芎、枳壳、茯苓、甘草，加参名人参败毒散。

黄连解毒汤：黄连、黄芩、黄柏、栀子、甘草，加犀角解物食汤，加荆芥为解瘟疫汤。

人参养营汤：人参、白术、当归、黄芪、茯苓、远志、白芍、桂心、广皮、甘草。

大金花丸：黄连、黄芩、黄柏、大黄、栀子。

三化神佑丸：大戟、芫花、甘遂、大黄、牵牛、轻粉。

三黄石膏汤：黄连、黄芩、黄柏、知母、栀子、元参、甘草、石膏。

星附散：人参、南星、半夏、茯苓、僵蚕、白附子、黑附子。

清魂散：人参、荆芥、川芎、泽兰、红花、阿胶、五灵脂。

参苏饮：二陈汤加人参、苏叶、前胡、柴胡、枳壳、桔梗、木香。

四生汤：艾叶、柏叶、薄荷、地黄，皆用生药。

扶元散：八珍汤加黄芪、菖蒲、山药。

进退黄连丸：人参、黄连、桂枝、半夏、生姜、干姜、大枣。

补阴丸：黄柏、知母、当归、白芍、牛膝、虎骨、龟胶、广皮、锁阳、肉苁蓉、熟地黄。

升阳除湿汤：升麻、柴胡、羌活、防风、广皮、半夏、苍术、猪苓、泽泻、神曲、麦芽、益智仁。

獭肝丸：朱砂、犀角、龙骨、虎骨、桃仁、升麻、白及、獭肝。

天王补心丹：人参、元参、丹参、茯神、枣仁、远志、当归、桔梗、天冬、麦冬、柏子仁、熟地黄、五味子。

还少丹：茯神、远志、楮实、枸杞、山药、牛膝、枣皮、杜仲、菖蒲、小茴、熟地黄、肉苁蓉、五味子。

真人养脏汤：人参、白术、当归、白芍、木香、诃子、桂心、甘草、罂粟壳、肉豆蔻。

三才封髓丹：天冬、地黄、人参、黄柏、砂仁、甘草。

黄芪建中汤：人参、黄芪、桂枝、白芍、生姜、大枣、饴糖、甘草。

泼火散：地榆、赤芍、青皮、黄连。

补中益气汤：人参、白术、黄芪、当归、升麻、柴胡、广皮、甘草。

柴苓汤：即小柴胡汤合五苓散。

仓廪汤：人参、茯苓、羌活、独活、柴胡、前胡、枳壳、桔梗、甘草、川芎、陈仓米。

犀角地黄汤：大黄、丹皮、黄芩、白芍、黄连、麦冬、犀角、地黄。

越鞠丸：山楂、麦芽、神曲、苍术、川芎、香附子、黑栀子。

浚川散：大黄、芒硝、甘遂、郁李仁、黑牵牛。

疏凿饮：茯苓、泽泻、商陆、木通、羌活、槟榔、椒目、秦艽、通草、赤小豆、大腹皮。

舟车丸：大戟、芫花、甘遂、大黄、木香、槟榔、青皮、广皮、轻粉、黑牵牛。

七气汤：藿香、半夏、茯苓、橘红、桂心、厚朴、莪术、香附、益智。

十宝汤：八珍汤加黄芪、肉桂、半夏。

大分清饮：猪苓、茯苓、泽泻、木通、枳壳、栀子、车前子。

异功散：四君子加丁香、木香、附子、肉桂、广皮、半夏、当归、肉豆蔻。

左归丸：龟胶、鹿胶、牛膝、菟丝、山药、枸杞、枣皮、熟地黄。

右归丸：鹿胶、肉桂、附子、当归、杜仲、枸杞、枣皮、山药、地黄。

透邪煎：柴胡、荆芥、苏叶、赤芍、甘草。

流气饮：人参、黄芪、白术、肉桂、当归、川芎、白芍、乌药、白芷、桔梗、薄荷、槟榔、防风、广木香。

涤痰汤：人参、南星、半夏、枳实、茯苓、橘红、竹茹、菖蒲、甘草。

香薷饮：香薷、木瓜、扁豆、广皮、茯苓、厚朴、甘草。

小续命汤：人参、附子、肉桂、麻黄、杏仁、防风、黄芩、汉防己、当归、川芎、白芍、甘草。

侯氏黑散：人参、白术、黄芪、防风、当归、川芎、桂枝、牡蛎粉、白菊花、茯苓、干姜、细辛、桔梗、白枯矾。

风引汤：大黄、干姜、龙骨、桂枝、甘草、石膏、紫石英、寒水石、滑石、牡蛎粉、赤石脂。

独活寄生汤：四物汤加人参、肉桂、秦艽、杜仲、白芍、细辛、牛膝、独活、甘草、桑寄生。

黑锡丹：硫黄炒黑锡成砂，后加沉香、木香、茴香、肉豆蔻、附子、肉桂、胡芦巴、金铃子、故芷子①，炼蜜为丸。

大造丸：天冬、麦冬、杜仲、牛膝、黄柏、龟板、五味子、熟地黄，加虎骨、当归、茯苓、紫河车，为大补天丸。

见晛丹：附子、肉桂、桃仁、鬼箭、硫黄、水蛭、白石英、穿山甲、三棱、莪术、雷丸、代赭石。

升阳益胃汤：人参、黄芪、白术、羌活、独活、柴胡、黄芩、白芍、广皮、半夏、黄连、泽泻、茯苓、甘草。

保元汤：四君子汤加当归、黄芪、木香、肉桂。

正元散：人参、白术、附子、肉桂、乌药、干姜、茯神、广皮、甘草、黄芪、草乌、红小豆。

赞育丹：当归、白术、仙茅、枸杞、杜仲、巴戟、蛇床子、淫羊藿、韭菜根、熟地黄、肉苁蓉、交趾桂②。

愈风汤：羌活、独活、当归、杜仲、牛膝、萆薢、天麻、

　① 故芷子：即补骨脂。宋代《太平惠民和剂局方》载“黑锡丹”中为“破故纸”。

① 故芷子：即补骨脂。宋代《太平惠民和剂局方》载"黑锡丹"中为"破故纸"。

② 交趾桂：生于交趾的桂枝。见明·李时珍《本草纲目·本部》第三十四卷箘桂。

熟地、元参、附子、肉桂。

调营养卫汤：当归、沙参、白术、桔梗、丹皮、广皮、麦芽、谷芽、柴胡、甘草、地骨皮。

惺惺散：四君子汤加细辛、川芎、桔梗、南星、苏子。

调中汤：四君子加藿香、丁香、木香、砂仁、香附、干姜，再加白豆蔻、肉豆蔻、白糖、山药，为助胃糕。

大健脾丸：四君子加广皮、半夏、山楂、谷芽、木香、白豆蔻、枳实、小茴、谷虫、鸡胵皮①，又加白糖为肥儿糕。

秘旨安神丸：人参、广皮、半夏、茯神、枣仁、当归、白芍、五味。

御菀镇惊丸：四君子加南星、钩藤、天麻、全蝎、琥珀、朱砂、橘红、冰片、麝香、白及，作糊为丸，赤金箔为衣。

抱龙丸：南星、朱砂、麝香、甘草、天竺黄、豆汉卿，加牛黄、天麻、钩藤、琥珀，名镇惊丸。

养心汤：人参、茯神、枣仁、柏仁、生地、熟地、当归、麦冬、五味。

茶调散：川芎、薄荷、羌活、防风、荆芥、白芷、细辛、甘草。

泻青丸：当归、川芎、羌活、防风、栀子、大黄、龙胆草。

泻黄散：石膏、藿香、防风、栀子、甘草。

癖积散：青皮、广皮、木香、槟榔、砂仁、香附、当归、川芎、黄连、莪术、蟾蜍、使君子、鸡胵皮。

温脾饮：干姜、广皮、砂仁、厚朴、良姜、麦芽、神曲、甘草、肉蔻。

---

① 鸡胵（bì 毕）皮：即鸡内金。胵，胃。

顺气化痰汤：二陈汤加南星、薄荷、枯矾、木香、良姜。

胃风汤：即八珍汤去地黄，加肉桂。

资生丸：人参、半夏、山药、莲子、茯苓、芡实、扁豆、山楂、神曲、白术、广皮、藿香、桔梗、甘草。

五积散：二陈汤加麻黄、桂枝、当归、川芎、枳壳、苍术、干姜、白芷、桔梗、白芍、厚朴。

升麻葛根汤：升麻、葛粉、防风、川芎、甘草、紫草、桔梗、赤芍、前胡、山楂、牛蒡子。

调元化毒汤：人参、黄芪、当归、白芍、前胡、荆芥、红花、紫草、山楂、麦芽、生地黄、天竺黄。

托里汤：即八珍汤去川芎，加黄芪。

内托散：人参、黄芪、当归、肉桂、白芷、防风、川芎、木香、厚朴、山楂、麦芽、白芍、甘草。

松肌汤：当归、木通、红花、紫草、青皮、赤芍、羌活、防风、荆芥、牛蒡子、蜂窠灰、紫花地丁。

十宣散：即内托散去山楂、麦芽。

滋燥养营汤：生地、熟地、当归、白芍、秦艽、天冬、黄芩、防风。

归宗汤：大黄、赤芍、青皮、木通、荆芥、生地、连翘、牛蒡子。

归脾汤：人参、黄芪、白术、茯神、枣仁、远志、当归、木香、甘草。

六物煎：四物汤加人参、甘草。

清毒散：生地、丹皮、黄连、金银花、赤芍、木通、连翘、牛蒡子。

回浆饮：四君子加黄芪、当归、白芍、何首乌。

妙香散：人参、黄芪、山药、茯神、远志、桔梗、木香、麝香、朱砂，王荆公加龙骨、益智仁。

清肺汤：知母、贝母、黄芩、防风、桔梗、甘草。

宁神汤：人参、麦冬、天麻、黄连、丹皮、栀子、当归、菖蒲、甘草、朱砂、生地黄。

心肾丸：人参、黄芪、当归、山药、鹿茸、菟丝、龙骨、远志、地黄、附子、茯神、牛膝、肉苁蓉、五味子。

救苦散：青黛、牛黄、硼砂、冰片、人中黄、寒水石。

大青汤：天冬、木通、青黛、石膏、元参、知母、荆芥、地骨皮。

益气养营汤：八珍汤加黄芪、柴胡、广皮、香附、贝母、桔梗。

排毒散：升麻、木通、白芷、白芍、广皮、木香、大黄、桑白皮。

秘传枣仁汤：人参、黄芪、茯神、枣仁、远志、莲子、当归、甘草。

六味丸：熟地、丹皮、山药、茯苓、枣皮、泽泻，加附子、肉桂为八味丸，再加车前、牛膝为肾气丸。

宣毒解表汤：防风、荆芥、升麻、薄荷、前胡、枳壳、桔梗、木通、竹叶、甘草、葛根、牛蒡子。

集香散：藿香、茅香①、白芷、香附、防风、甘草、元明粉、蛇床子。

解毒快斑汤：防风、荆芥、黄芩、桔梗、连翘、蝉脱、川

---

① 茅香：又称香麻，具有温正中止区之效。见明·李时珍《本草纲目·草部》第十四卷茅香。

芎、当归、紫草、生地、葛根、牛蒡子。

化毒清表汤：元参、黄连、防风、栀子、连翘、知母、薄荷、甘草、黄芩、木通、天花粉、地骨皮。

调元保肺汤：黄芪、沙参、百合、当归、白芍、麦冬、茯苓、丹皮、广皮、薏苡仁。

疏托散：荆芥、防风、楂肉、神曲、前胡、枳壳、青皮、干葛、苏梗、桔梗、连翘、薄荷、白芍、甘草、牛蒡子。

大调经散：茯苓、枳壳、川芎、厚朴、苏叶、广皮、琥珀、腰子豆①、桑白皮、大腹皮、甘草。

大温经汤：人参、当归、川芎、阿胶、丹皮、麦冬、半夏、吴茱萸。

止经汤：四物汤加香附、砂仁、阿胶、白术、黄芩、柏叶、甘草。

牛膝散：牛膝、桃仁、红花、丹皮、木香、赤芍、桂心、石韦、甘草、当归尾、延胡索、刘寄奴。

逍遥散：当归、茯苓、白术、白芍、柴胡、薄荷、丹皮、甘草。

暖宫丸：四物汤加附子、肉桂、小茴、艾茸、泽兰根、元胡索。

清燥救肺汤：人参、阿胶、麻仁、杏仁、麦冬、桑叶、石膏、甘草。

解郁汤：柴胡、升麻、砂仁、香附、丹皮、郁金、雷丸、铁浆。

---

① 腰子豆：宋·陈自明《妇人大全良方》载"大调经散"中为"大豆"。

金锁正阳丹：茯神、龙骨、锁阳、莲子、朱砂、补骨脂、肉苁蓉、巴戟天、金樱子、胡芦巴。

桃奴饮：桃仁、砂仁、桂心、鼠屎、血竭、元胡索、五灵脂。

行气汤：香附、枳壳、三棱、莪术、乌药、小茴、桃仁、虻虫、赤芍、川芎、独活、郁金、木香、威灵仙、五灵脂、野菊花。

通经丸：桃仁、红花、大黄、芒硝、虻虫、水蛭、苏木、桂心、阿胶。

龙胆泻肝汤：人参、柴胡、天冬、麦冬、黄芩、黄连、栀子、知母、五味子、甘草、龙胆草。

赞化血余丹：人参、当归、茯苓、杜仲、巴戟、小茴、核桃、鹿胶、何首乌、肉苁蓉、枸杞子、菟丝子、头发灰。

玉竹散：四物汤合调胃承气汤，加玉竹。

滋阴降火汤：当归、川芎、升麻、柴胡、黄芩、黄柏、红花、荆芥、羌活、知母、甘草、生地黄。

茸附丸：鹿茸、附子、当归、肉桂、龙骨、牡蛎、干姜、甘草。

止血散：乌梅、红花、黄芩、蒲黄、京墨、茅根、败棕、头发、石燕①、茧壳，俱烧灰为末，又名十灰丸。

解带散：当归、川芎、广皮、白术、丹皮、苍术、茯苓、白芍、香附。

小胃丹：大戟、芫花、甘遂、黄柏、大黄、花粉、甘草。

---

① 石燕：矿石类药物。具有利窍行湿热之功效。见明·李时珍《本草纲目·金石部》第十卷石燕。

干漆散：干漆、川乌、麝香、阿魏、牛膝、芫花、桂心、硫黄、木香，有加干姜、枳壳、桃胶者。

乌药散：乌药、桂心、桃仁、莪术、青皮、当归、木香、草果。

实脾散：附子、炮姜、茯苓、白术、槟榔、草果、木瓜、厚朴、木香、甘草、赤石脂。

硇砂丸：硇砂、莪术、三棱、巴豆，共为末，大黄糊为丸。

血竭散：血竭、当归、赤芍、桂心、广皮、蒲黄、元胡索。

嗣续降生丹：人参、当归、附子、龙骨、秦艽、川芎、枣皮、桂心、茯苓、山药、细辛、牛膝、杜仲、牡蛎、姜灰、益智子。

河车种玉丸：人参、当归、沉香、茯神、阿胶、白薇、香附、丹皮、枸杞、熟地、桂心、菟丝子、紫河车。

固精丸：龙骨、牡蛎、茯神、萆薢、桑螵蛸、菟丝子、五味子、韭菜子、石莲子、赤石脂。

玉泉丸：人参、麦冬、黄芪、茯苓、乌梅、甘草、花粉、葛粉、文蛤。

断下丸：龙骨、牡蛎、附子、黑姜、枯矾、诃子、肉豆蔻、白石脂、细辛、良姜、石榴皮。

六子丸：金樱子、菟丝子、益智子、五味子、蛇床子、韭菜子，何首乌作糊为丸。

打老儿丸：地黄、山药、牛膝、巴戟、菖蒲、远志、茯神、楮实子、续断、杜仲、小茴、枣皮、枸杞子、肉苁蓉。

清凉饮子：黄芩、黄连、当归、薄荷、元参、白芍、甘草。

花蕊石散：大黄、芒硝、川乌、桃仁、半夏、神曲、槟榔、花蕊石、枳壳、木香。

七味阿胶散：当归、川芎、茯苓、白术、广皮、甘草、阿胶。

泰山磐石散：八珍汤去地黄，加黄芪、续断、砂仁、糯米。

安胎散：四物汤加黄芪、阿胶、地榆、艾叶。

夺命丹：乳香、没药、大黄、苏木、桃仁、红花、丹皮、血竭、人尿。

趁痛散：黄芪、当归、白术、桂心、牛膝、甘草、独活、薤白。

失笑散：蒲黄、五灵脂。

达生散：人参、苏叶、广皮、白术、当归、木香、枳壳、甘草、葱白。

黑神散：当归、蒲黄、黑姜、白芍、桂心、京墨、发灰

涌泉汤：丁香、皂角、漏芦、穿山甲、王不留行。

蝉花散：蝉蜕、菊花、防风、荆芥、羌活、川芎、栀子、蒺藜、甘草、蜜蒙花、蔓荆子、草决明、木贼草、谷精草。

明目细辛汤：麻黄、细辛、羌活、防风、当归、川芎、荆芥、藁本、花椒、茯苓、生地黄、蔓荆子。

助阳和血汤：当归、黄芪、川芎、防风、升麻、柴胡、桂枝、甘草。

还睛固本丸：人参、地黄、天冬、当归、川芎、茯苓、山药、牛膝、枸杞、菟丝、蕤仁、蒺藜、青葙子、五味子、羚羊角。

九味羌活汤：羌活、防风、苍术、川芎、黄芩、白芷、生地、细辛。

升阳散火汤：人参、白芍、羌活、独活、升麻、柴胡、葛根、防风、生甘草、炙甘草。

滋阴地黄汤：生地、熟地、天冬、当归、黄芩、黄连、柴胡、甘草、五味子、地骨皮。

清咽利膈汤：荆芥、防风、薄荷、桔梗、黄芩、栀子、连翘、大黄、牛蒡子、金银花、硼砂、甘草。

柴葛解肌汤：柴胡、葛根、黄芩、甘草、羌活、白芷、桔梗、石膏。

华盖散：麻黄、杏仁、橘红、苏子、茯苓、甘草、桑白皮。

上膈汤：羌活、独活、当归、川芎、桃仁、苏木、红花、赤芍、大黄、黄芩、桔梗、栀子、甘草、生地黄。

下膈汤：柴胡、黄芩、枳实、川芎、栀子、大黄、木通、桃仁、赤芍、红花、黄柏、牛膝、泽兰、苏木、当归尾、五灵脂。

正骨紫金丹：木香、沉香、丁香、儿茶、白蜡、虎骨、土狗、血竭、红花、大黄、花蕊石、辣蓼根①、土虾蟆②、红蚯蚓、自然铜。

仙方活命饮：乳香、没药、当归、防风、白芷、赤芍、银花、皂角、贝母、花粉、广皮、甘草、穿山甲。

连翘金贝散：连翘、金银花、贝母、蒲公英、夏枯草、红藤。

万灵丹：麻黄、天麻、川乌、草乌、羌活、防风、当归、川芎、苍术、雄黄、全竭、细辛、石斛、何首乌，烧酒为引。

托里排脓汤：人参、黄芪、白术、当归、肉桂、茯苓、银花、贝母、连翘、白芷、牛膝、白芍、桔梗、甘草。

---

① 辣蓼根：药用植物辣蓼的根。辣蓼见清·张志聪《本草崇原》卷中"蓼近水滨及下湿处皆有……又一种味极辛辣，谓之辣蓼。"

② 土虾蟆：青蛙或蟾蜍。

当归拈痛汤：人参、苦参、黄芩、苍术、猪苓、泽泻、白术、知母、当归、防风、升麻、葛根、甘草。

解毒内托散：黄芪、白术、当归、广皮、槟榔、皂角刺、芙蓉花、金银花、穿山甲、土蜂窠。

四元汤：当归、黄芪、天衢子①、金银花。

清热解毒汤：花粉、葛粉、甘草、紫草、防风、荆芥、木通、白芷、牛蒡子、金银花、苍耳子，犀角研汁。

飞龙夺命丹：乳香、没药、朱砂、蟾酥、轻粉、硼砂、雄黄、枯矾、蜗牛、麝香、寒水石。

疮科流气饮：青皮、广皮、木香、槟榔、枳壳、乌药、防风、黄芪、当归、川芎、白芍、茯苓、半夏、草果、桔梗、甘草。

清金宁肺汤：天冬、麦冬、百合、贝母、阿胶、黄连、桔梗、黄芩、紫菀、甘草、桑白皮、地骨皮、五味子、生地黄。

活血丹：当归、红花、桃仁、大黄、柴胡、甘草、瓜蒌仁。

内疏黄连汤：黄连、黄芩、栀子、薄荷、大黄、白芍、连翘、桔梗、当归、槟榔、木香、甘草。

行血汤：桃仁、红花、丹皮、赤芍、木通、生地、饴糖、五灵脂。

破瘀汤：大黄、蒲黄、柴胡、桃仁、红花、元胡索、瓜蒌仁、甘草、穿山甲、生地黄、当归尾。

降气汤：半夏、当归、陈皮、前胡、厚朴、杏仁、甘草、苏子。

---

① 天衢子：即夏枯草子。明·万密斋《万氏秘传外科心法》卷之九瘤症总论："夏枯草子（即紫背天衢是也）。"

破气汤：三棱、莪术、枳壳、乌药、槟榔、木香、厚朴、青皮、元胡。

蜡矾丸：白枯矾为末，黄蜡为丸。

滋肾保元汤：四君子加黄芪、当归、杜仲、附子、丹皮、枣皮、肉桂、熟地黄。

黄龙汤：大承气汤加人参、当归、甘草。

解疔大青汤：大青、大黄、栀子、升麻、元参、木通、桔梗、石膏、人中白、丝瓜根、板蓝根、蟾酥、甘草。

神仙追毒丸：文蛤、麝香、大戟、山慈菇、续随子、神曲，为丸，加朱砂为衣，又名太乙紫金丹。

六黄汤：黄芩、黄连、黄柏、黄芪、生地黄、熟地黄。

遗粮汤：苍术、木瓜、皂角、木通、防风、甘草、威灵仙、薏苡仁、白鲜皮、禹余粮、金银花、土茯苓。

六郁汤：香附、橘红、苍术、茯苓、半夏、川芎、砂仁、栀子。

拔毒散：乳香、没药、当归、大黄、连翘、贝母、忍冬花、瓜蒌仁、木鳖子、皂角刺、蓖麻子、穿山甲。

导滞通幽丸：青皮、赤芍、附子、干姜、胡椒、三棱、莪术、槟榔、菖蒲、吴茱萸、蒲公英。

呼痔散：草乌、枯矾、冰片、麝香、食盐、刺猬皮。

提肛散：即补中益气汤加黄芩、黄连、白芷、郁李仁。

大秦艽汤：羌活、独活、当归、川芎、防风、细辛、白芷、生地黄、黄芩、白芍、白术、茯苓、甘草。

资寿解语汤：羌活、防风、附子、肉桂、天麻、枣仁、羚羊角。

清热渗湿汤：黄连、黄柏、苍术、白术、茯苓、泽泻、麦冬、五味。

益气养营汤：八珍汤加柴胡、香附、桔梗、广皮、贝母。

左金丸：黄连、吴茱萸相合，钱氏加黄芩、苍术为萸连丸。

清肺降火汤：天冬、麦冬、款冬、知母、贝母、桔梗、杏仁、元参、栀子、石膏、瓜蒌霜、马兜铃、牛蒡子。

桂苓甘露饮：天冬、麦冬、生地、熟地、黄芩、石斛、茵陈、甘草、桂枝、茯苓、泽泻、石膏、滑石。

青州白丸子：川乌、附子、南星、半夏。

香连丸：香附、木香、黄连、郁金、苦参、甘草、乌梅。

三痹汤：四物汤加人参、黄芪、杜仲、续断、秦艽、细辛、独活。

十神汤：葛根、升麻、广皮、川芎、苏梗、白芷、麻黄、白芍、香附。

葛花解醒汤：青皮、砂仁、白术、茯苓、菊花、葛粉、猪苓、泽泻、神曲、枳椇子、五味子。

透经解挛汤：当归、红花、荆芥、天麻、防风、白芷、苏木、羌活。

导赤散：车前、木通、瞿麦、萹蓄、茯苓、泽泻、甘草、滑石，再加黄芩、栀子，又名八正散。

泻白散：杏仁、甘草、桑白皮、地骨皮。

感应丸：丁香、木香、杏仁、雄黄、肉豆蔻、巴豆霜。

廓清饮：茯苓、泽泻、广皮、厚朴、槟榔、枳壳、白芥子、萝卜子。

防风通圣散：麻黄、荆芥、防风、桔梗、当归、川芎、白芍、白术、大黄、栀子、连翘、黄芩、石膏、滑石、芒硝、甘草。

脏连丸：黄连、槐花、枳壳、防风、木香、皂角、猪大肠，为丸。

胃关煎：白术、砂仁、扁豆、山药、干姜、吴茱萸、熟地黄、甘草。

益元散：滑石、甘草、朱砂。

缩脾饮：木香、砂仁、槟榔、扁豆、乌梅、草果、葛根、甘草。

六气煎：人参、白术、黄芪、当归、肉桂、甘草。

七宝美髯丹：当归、茯苓、枸杞、菟丝、杜仲、何首乌、故芷子。

石刻安肾丸：附子、肉桂、川乌、川椒、茯苓、茯神、小茴、鹿茸、巴戟、杜仲、枣皮、青盐、柏仁、韭子、胡巴、远志、川楝、苁蓉。

解毒丸：雄黄、朱砂、牙硝、乌梅、胡连、远志、甘草、人中白。

化毒丹：荠苨①、甘草、白矾、黄连、雄黄、细茶、青黛。

解毒丹：文蛤、大戟、山慈菇、千金子②，绿豆粉为丸，加麝香名太乙丹，加代赭石为紫金锭。

三痹汤：八珍汤加黄芪、杜仲、续断、秦艽、牛膝、细辛、风藤、防风、独活、桂心。

四磨饮：沉香、槟榔、乌药、枳壳同磨。热加竹沥，寒加姜汁。

---

① 荠苨：又名杏参，甜桔梗。具有利肺解毒之效。见明·李时珍《本草纲目·草部》第十二卷荠苨。

② 千金子：续随子的别名。见宋·唐慎微《证类本草》卷第十一续随子。

虎潜丸：人参、黄芪、当归、山药、杜仲、牛膝、龟板、锁阳、茯神、黄柏、知母、枸杞、熟地黄、虎胫骨。

玉屏风散：黄芪、防风、白术。

温胆汤：人参、广皮、半夏、茯神、枣仁、远志、竹茹、甘草、五味。

肥儿糕：茯苓、山药、砂仁、谷虫、小茴、橘红、肉豆蔻、鸡腽腔、使君子、香附子、建莲子、天䕸子、白糖霜。

三生饮：生南星、生半夏、生附子。

玉容散：花粉、杏仁、全蝎、水粉、白芷、霜梅、皂角、浮萍、胭脂。

大健脾丸：四君子加青皮、木香、楂肉、麦芽、半夏、连、蔻。

解毒和中汤：防风、荆芥、连翘、木通、川芎、枳壳、甘草、紫草、麦冬、前胡、升麻、桔梗、黄连、蝉蜕、牛蒡子。

金液丹：南星、半夏、僵蚕、皂角，共为末，加朱砂、冰片、麝香、白及为丸，金箔为衣。

史国公浸酒方：当归、羌活、萆薢、防风、牛膝、秦艽、松节、枸杞、鳖甲、小茴、茄根、虎胫骨。

斗门方：白芍、黑豆、地榆、甘草、干姜、粟壳。

桂苓甘露饮：肉桂、茯苓、石膏、滑石、白术、泽泻、藿香、甘草、丹皮、寒水石。

蟠桃果：莲子、芡实、胡桃肉、熟地黄，蜜枣肉为丸。

清心饮：黄芩、黄连、柴胡、麦冬、茯苓、薄荷、地骨皮、石莲子。

安肾丸：肉桂、川乌、茯苓、白术、巴戟、桃仁、川椒、小茴、山药、胡芦巴、川楝子。

备急丸：川乌、草乌、雄黄、巴豆、沉香、枳壳、菖蒲，俱法制为末，端午日用皂角肉为丸，每丸重一钱。凡乡村无医药之处，急病可与一丸，病减再与一丸。

卷八 外科

痈 疽 论

外科之义，已详《灵枢·痈疽篇》，兹再述其紧要者。《经》云：诸痛痒疮，皆属于火。缘心火之所以生病，是因营卫阻滞，外感六淫之邪，壅塞皮肤经络则生痈。内伤七情之气，郁结五脏六腑则生疽。痈为阳毒，其肿高，其色赤，其痛紧，其皮薄，其色泽，其脓易化，其疮易敛，其来速者，其愈亦速也；疽为阴毒，其肿漫，其色黑，其痛缓，其皮厚，其肉坚，其脓难化，其疮难敛，其来迟者，其愈亦迟也。痈毒多生软肉处，焮烂肿痛，外证虽则可畏，而内却无大患；疽毒多生筋骨接缝处，外证不甚可畏，而内却有大患，甚至疮毒未成；而精神困败，其病更凶。或脓溃而血水不断，经年累月，流成脓管，毒气壅结，而成多骨疽者，虽不即死，亦成废人。故痈疽之治，自有专家。彼能烧丹炼汞，配定各样药料，可以去死肌，生新肉，针灸熨按，各适其宜。治法只有三层，如初起之时，其毒红肿，见有实脉实证，便当攻下。如疮不红肿，又无实脉实证，惟宜托里为稳当。出脓之后，阴毒最要温补，使毒尽化为脓，脓尽自愈。收口之际，阳毒一边出脓，一边生新肉，惟阴毒切不可用收口药，填塞毒窍，恐生内变，为患更深。故外科亦有优劣，优者能知阴阳浅深缓急，用药活泼，所以收攻甚速。劣者惟知一定死方，不能变换，所以误人不浅。今将疮家紧要事宜，逐一列明于后。

痈 疽 辨 脉

诸脉已详第五卷。再将疮家脉法，明白细讲一遍。如痈疽初起，脉浮洪者，宜解表。溃后浮洪，则宜败毒。沉迟无力是内虚，沉数有力是内热。肿痛而脉滑数者，内必有脓，脓出而脉缓细者，邪气将退。滑是腹内有痰，涩为气血不足，紧是毒搏于内，弦为邪实之征。元气虚则脉细数，正气旺则脉缓长。痈为阳毒，疽为阴毒，阴病见阳脉者生，阳病见阴脉者死。如浮、洪、弦、滑、紧、实、长、缓，阳脉也，沉、微、芤、涩、虚、弱、短、散，阴脉也。阳毒红肿作痛，初起脉浮数而洪，出脓后，渐转细缓，二十一日即愈。若阴毒漫肿无头，骨内冷痛，起先脉得洪滑，后转细缓，亦不足虑。惟起先得阴脉，是不能作脓也。阴脉而带、芤、弦，是不能收敛也。更加结促，终身不瘥。又痈疽溃后，虽喜沉细微缓，然必按之有力有神，乃是真愈。若无力无神，或见散、濡、芤、代，是毒与元气俱败之候，不可不预为防备，以图功于未然也。盖初起最嫌微细，微细则元气虚，不能送毒外出。溃后又恶牢革，牢革则邪气实，恐无痊愈之日也，须体认之。

痈 疽 辨 色

凡患痈疽者，脉息和平，饮食精神如故，方为佳兆。若见头垂项软，满面晦气惨惨，或黄色如土，目睛败露，赤脉贯瞳子，耳轮枯槁，舌尖淡白，唇吻青黑，前板齿燥，鼻孔如烟煤，水沟平满，指甲青黄无润，有时烦躁，汗出如油，泻利不休，皆为恶候。或疮形初起如粟米，世谓之未老先白头，其疮发作，痛彻骨髓，传变甚速，药不及救。又或肉肿而疮不肿，疮色紫黑如猪肝，中间全是死肉，炙之不痛者，亦宜早救。又或疮形嫩烂，常流污水，其气臭秽，欲止其水，则寒热发作，不能饮食，不止其水，则流成脓管，侵烂良肉，最为难治。更见痰鸣气喘，烦躁闷乱，食不知味，夜不能卧，小便自出，大便泄泻，摇头直视，张口撮空，循衣摸床，呕吐噎哕等证，则是脏腑败绝之候，切不可言治法。

五脏见证

于初起时，即当察其标本虚实，以便随证用药。如毒发于心，则畏寒战栗，潮热多汗，烦躁不宁，疮色肿赤，或为斑疹丹瘤。发于肝，则懊忱不眠，筋脉拘急，其患未溃前，疮色紫黑，漫肿无头，破流血水，或麻木不仁。发于脾，则中脘痞塞，四肢困倦，疮外虽破，而内实不溃，或腹痛少食，或脓臭色败。发于肺，则皮毛闭塞，诸痿喘呕，咳唾上逆，疮不高起，色不红活，或皮烂如汤泼火烧。发于肾，则少腹急满，泄泻腥秽，声音短促，疮水淋漓，或变成消渴。此则由内伤而发出于外者，必以内证为本，外证为标。若轻本而重标，鲜不败乃事矣。故治疮之义，要识脏腑虚实。务已著有《本草条义》，可于其书上寻出引经之药，自然桴鼓相应。

阳 毒 辨

阳毒即痈也，不论生于何处，大者为痈，小者为疖。初起或发寒热，而疮上热气更甚，其色红肿，顶头高起，根脚不走散，七日内皮肤虽痛，而骨内却不痛，迨至作脓，痛亦稍减，其人精神如故，饮食如常，虽毒大如瓜匏①，亦不足虑。但其

---

① 瓜匏（páo 刨）：葫芦做的瓢，舀水用。

迹已形，切不可服内消药，恐内消又生别病。又不可用刀针刺破，恐鲜血不能化脓，终为后患。盖人身既有此毒，使之尽化为脓而出，若得脓出稠黏，其愈更速。

阴 毒 辨

阴毒初起，遍身酸痛，欲得搥击，恶寒发热，似于伤寒。内有一处骨痛，以手按之则痛甚，是其毒从此而发也。发毒之处，皮肤鼓急，外不变色，按之冰冷，漫肿无头，根脚坚硬，今日阔一分，明日又阔一分，直至潮热止后方住。如此者，是毒从骨内而出也。其人动作饮食如常，脉浮数而洪滑，是能载毒外出。若见凶脉，濡弱无力，证犯七恶，死期至矣。

疮 家 禁 忌

患大疮大毒之人，宜洁净房室，冬必温帏，夏宜凉帐。房内宜焚好香，患者闻香则气和，气和则痛减。又置一雄鸡于傍，以防蜈蚣、蜃①虫之害。切忌污秽不洁之事，恐秽气触而生内变也。饮食勿用腥膻炒炙，恐其助火而生风也。衣服宜寒温得所，恐外邪袭而虚腠理也。凡损精败神之事皆当禁绝，治得合法，自然安全。若不知守禁忌，轻者变重，重者变危，徒罪及于医人无益。

先 哲 证 治

论毒所发

华元化曰：痈疽肿毒之作，皆五脏六腑蓄毒不流，非独因

---

① 蜃（nì逆）：虹虫。

营卫闭塞而发也。其行也有处，其主也有归。假令发于喉舌者心之毒，发于皮毛者肺之毒，发于肌肉者脾之毒，发于骨髓者肾之毒。发于外者六腑之毒，发于内者五脏之毒，故内曰坏，外曰溃。感于六腑则易治，感于五脏则难瘳。又曰近骨者多冷，近肤者多热。近骨者久不愈，则化成血虫，近肤者久不愈，则传气成漏。成虫则多痒少痛，成漏则多痛少痒，内虚外实者多痛少痒。血不止则死，溃脓则生。证候多端，要当详察。

论疮之原

马益卿曰：五脏不和，则九窍不通，六腑不和，则留结为患。实则生热，虚则生寒，结则为瘤赘，陷则为痈疽，凝则为疮疥，愤则结瘿，怒则结疽，皆经络滞涩，气血不流，风毒乘之而然也。

因疮命名

太平师曰：痈疽生于身上，必看《内经》针灸图，始知毒发于何经，生于何穴，即以其穴命名。但见红肿高突者，便命之为痈。平塌溃白者，便命之为疽。大者名发，小者名疖。浅者名癣，深者名漏。如头顶生毒，便命之为百会疽；脚底生毒，便命之为涌泉疽。其余俱可照穴命名，便即循经用药，或针或灸，或熏洗按摸，或神灯照法，药筒拔法，始治合宜，终不至于废疾。

五善

秦越人曰：疮有五善，饮食如常，举动自如，一善也；大小便调匀，腹不胀满，二善也；脓溃肿消，疮水不臭，三善也；声音响亮，气不喘咳，四善也；寤寐安宁，脉息和缓，五善也。

七恶

又曰：精神昏愦，烦躁不宁，一恶也；未溃肉黑而陷，声嘶短气，二恶也；溃后脓不干，㿔肿木硬，三恶也；赤脉贯瞳子，眼翻向上，四恶也；食不下咽，服药而呕，五恶也；大便泄，小便淋，汗出发热，六恶也；筋脉不利，遍身浮肿，四肢厥逆，七恶也。

正虚邪实

薛立斋曰：疮疡之症，有五善七恶，善者勿药自愈，恶者乃脏腑亏损之极，多因元气虚弱，或因脓血出多，气血亏损，或因汗下失宜，营卫消烁，或因误服克伐之药，气血受伤，或因攻击太过，脾胃受害，以致正气虚而邪气实，外似有余，而内实不足。法当纯补胃气，多有可生，不可因其症恶，委而不治。

脏腑虚实辨

齐德之曰：疮疡之症，有脏腑气血虚实不同，不可不辨。如肿起坚硬，色赤脓稠，寒热疼痛者，实也。肿下软漫，色白脓稀，肌寒肉冷者，虚也。饮食如故，大便硬，小便涩，肢节疼痛，烦躁多渴，身热脉大，此脏腑实也。呕吐无时，泻利不休，手足厥冷，脉弱皮寒，声音不振，精神困倦，此脏腑虚也。务按：《灵枢经》云：邪气胜则实，真气夺则虚，形伤气则痛，气伤形则肿。先肿而后痛者，形伤气也；先痛而后肿者，气伤形也。故曰诸痛为实，诸痒为虚也。

论疮虚实

李东垣曰：凡疮凸赤作痛，热毒炽甚也。疮微作痛，毒将杀也。疮色白而不结痂，阳气虚也，色赤而不结痂，阴气虚也。搔痒脉虚浮，气不相荣也。搔痒脉浮数，血不相荣也。臀背颈项作痒，膀胱阴虚也。阴器股内作痒，肝经血虚也。阴囊作痒重坠，肝经湿热也。小便短数而色赤，肝经阴虚也。小便数而色白，脾肺气虚也。面目搔痒变赤，外邪相抟也。眉间痒而毛落，肝胆血燥也。饮食少思，口干饮热，胃气虚也。饮食不化，大便不实，脾气虚也。寝晨或夜间泄泻，脾肾虚也。此皆外症可验也。

辨肿

务按：肿有虚实寒热风湿痰气之不同。如疮头平塌，喜得按摸者，虚也。疮头高起，不可近手者，实也。寒肿其色青黑，外硬内痛。热肿疮色焦枯，喜冷恶热。风肿者，皮肤皱急，不赤不红，微热而痛。湿肿者，皮肉重坠，外起水疱，破流黄水。痰肿者，软如烂棉，大如馒头，不红不痛，时或走注，或上或下。气肿者，其色不变，按之外紧而内软，遇喜则消，遇怒则胀。既辨其证，自可随证用药。

辨痛

痛亦有虚、实、寒、热、轻、重、脓、血之分。如虚痛者，腹饥则痛甚，不胀不闭，得人按摸，暂时可解。实痛者，食饱则痛甚，胀闭不通，遇物触之，疼及骨髓。寒痛者，痛处坚硬，常喜就暖。热痛者，疮色焮赤，常喜就冷。轻痛者，外皮虽则迸逼，而内却不甚痛。重痛者，内外俱如刀割，日夜无休。脓痛者，疮势鼓急，憎寒壮热，按之随手而起。瘀血痛者，内如锥刺，外亦鼓急，将溃则色紫，既溃则不疼。又有风痛、气痛，皆走注不定。《经》云：痛随利减。察其寒、热、虚、实而利之，则痛可定。又或针砭去其脓血，而痛亦定。

辨痒

疥疮作痒，原是风淫末疾，不必深辨。若肿疡初起，皮上作痒者，为风热相抟，去其风热而痒止。若溃后作痒者，是疮口感冒风寒。或突起疙瘩抓破之后，流出黄水者，是脾中之湿；

出鲜血者，是脾中之燥。湿则干之，燥则润之。惟初起疮形甚小，痒不可当，则是疔疽恶疾，急宜治之。若疮已大发，其口将收而作痒者，是风热将散，气血复而新肉生也。

辨脓

疮上薄皮剥起者，其脓必浅。疮不肿突而色不变者，其脓必稀。以手按之即起者有脓；不起者无脓。按之坚硬者无脓，不热者无脓；按之软者有脓，热者有脓。轻按即痛者，其脓浅，重按方痛者，其脓深。按之实而痛甚者，内必是血；按之虚而不痛者，内必是痰。深按之而速起者，内是清黄水；深按之而缓起者，内是朽坏脓。苟知有脓，即用取脓之法。起先宜出黄白脓，次宜桃花脓，再次宜流淡红水。若内有如烂牛筋出者，尤宜出尽为妙。盖痈疽之有脓，犹伤寒之得汗，汗出而发热不止者，坏伤寒也，脓出而发热不止者，坏痈疽也。

发表

疮毒初起，发热、恶寒、烦躁、无汗、脉浮洪而紧者，是有表症也，宜升阳散火汤。血热者宜加味解毒汤，作冷者宜回阳三建汤。服药后，俱宜得汗为佳。若发表而仍不解，再读《金匮晰义》，乃知其详。

攻里

疮家已经解表而大便不通者，治有二法。果见疮色红肿，舌胎芒刺，腹中硬痛，宜活血散瘀汤。若因脓血出多，而身上又有汗，是津液外泄而大肠涩也，宜和气养营汤，或麻仁润肠丸。

作渴

疮家发热汗出，内必作渴，但饮乌梅汤则止。若溃后脓血出多，因疮痛而汗出作渴者，宜八味地黄丸。不可多与白水，恐作胀满而不思食。若是消渴之证，必读《医门法律》方能治疗。

呕吐

呕吐必审其因，若初起即呕者，是毒气盛也，宜三黄解毒汤。若服克伐药太过而损伤胃气者，宜托里越鞠汤。若忿怒伤肝，而痰火又甚者，宜逍遥散。俱要活法治之，未可泥定姜汁、竹茹也。

烦躁

烦出于心，躁出于肾。疮家面赤口渴发热，脉洪大而心烦者，是有瘀血在里也，宜内疏黄连汤。若舌胎白滑而脉虚迟者，宜阴阳二气丹。若烦躁而气上冲胸，胁下痛而不卧者，其后必吐脓血。

喘咳

疮久则痛极伤肝，肝火乘肺而发咳者，宜人参败毒散，次宜清金宁肺汤。若脓血出多，面色黄瘦气喘，胸胁痛者，宜陷脉散。若疮大发，而又兼有内伤吐血等症，更宜先天大补丸，慎勿滥用疮科泛药。

昏眩

疮初起便觉头昏眼花者，是正气虚而邪气实也，宜真人活命散。若脓血出多，又服克伐之药而昏不知人事者，尤宜滋肾保元汤△，或托里胜毒汤△。果有瘀血者，仍宜行之。神魂飘荡者，更宜补之。

发痉

治痉之法，已详《金匮》《伤寒》中。兹以疮家脓血出多，筋脉失养，而手足痉急者，切不可作风治。盖有汗而不畏寒者，是柔痉；无汗而恶寒者，是刚痉。柔痉宜滋补中加泻火之剂，刚痉宜滋补中加发汗之剂。

不寐

疮色红肿，面赤心烦，坐卧不安者，宜凉膈散。身有微热，饮水不多，心虚胆怯者，宜归脾汤。自汗不止，肌肤黄瘦者，宜四君子汤加黄芪、五味子。疮干极痛，口苦头昏者，宜四物汤合护心散，或先天大补丸。

外治用药诸法

针法

《内经》已详九针诸法，兹再说其紧要者。凡见疮内有脓，外皮厚而不得出，必用针以开之，经谓铍针以取大脓是也。出脓后，随以棉纸捻，蘸坎宫锭子插入，使脓汇齐，一涌而出，毒自消散。若脓未熟而妄针之，鲜血迸流，为害不浅。若脓已熟而不针之，毒无出路，亦能为害。故脓有已熟、未熟之辨，针有轻重、疾徐之分，在用者适得其当耳。

砭法

砭者出血也，取磁锋之有芒者，砭开毒气，经谓刺皮无伤肉是也。凡疮疡皮肿，赤游丹毒，以及蛇咬虎伤之类，见有紫黑瘀血者，即便砭破，随以笔竿轻轻击之，使瘀血出尽为妙。逾时再砭再击，自然毒不大发。今人不明古意，每畏针砭，以致毒结为患，经年累月而不愈者，是不能忍一时之痛也。惜哉！

灸法

《内经》已有阴火、阳火、护灸、明灸等法，而外科又有隔蒜灸、黄蜡灸、附子灸、蛴螬灸、豆豉饼灸，是皆将本药捣烂，贴于患处，火灸药上，即护灸法也。其法痛者灸至不痛，不痛者灸至知痛方止。盖痛为良肉，不痛是毒肉也。但灸阴毒，宜用附子、蛴螬。灸阳毒，宜用蒜饼、豆豉。又有以面饼涂毒四围，中糁黄蜡末，上用熨斗熨之，亦取拔毒外出之意。

止痛法

《经》云：痛随利减。夫所谓利者，看其寒热虚实而利之。如热毒之痛者，得寒凉而痛止。寒邪之痛者，得温热而痛亦止。因风而痛者，疏其风。因湿而痛者，利其湿。燥者润之，塞者通之，虚者补之，实者泻之，脓郁而痛者开之，恶肉阻滞者导之。故《经》曰：通则不痛，痛则不通。因病制宜，未可泥定乳香、没药为止痛之常套。

神灯照法

朱砂、雄黄、血竭、麝香，共为细末，每用三分，裹于红纸内，将纸作捻，蘸麻油点着，离疮寸许，旋转照之，火气向上，药气入内，毒随火散，不致内攻。照后仍用敷药，使毒气不得走散为妙。至于熨灸按摸，以及飞经走气等法，详见《内经》针灸图中，兹不赘。

牛胶蒸法

先以牛胶一块，贴于疮上，次用酽醋煮布罨之，二三易指，则热气薰蒸，直蒸至疮痒方住。后以贯众煎汤洗净，次日照前蒸洗，务令脓尽疮干乃止。此法能治顽疮恶毒，久不收敛等证。

药筒拔法

疮头大者用大筒，小者用小筒。先将羌活、独活、紫苏、白芷、葱头、甘草煮汁，将汁煮筒，乘热吸于疮上，拔出毒气。如脓未尽，再煮再吸。此法能拔浸淫湿热之疮及风损痿废、瘫痪等证。

洗疮法

以猪蹄煮汤，滤取清汁。凡损伤诸疮，旧敷有药，因不见效，欲去其旧，先以此汤洗之。至于顽疮恶毒，于蹄汤内宜加羌活、白芷、藿香、芸香、赤芍、蜂窠、甘草，久煮浓汤，涤去败脓。若腐臭有虫者，加芜荑、鹤虱；脓水不干者，加枯矾、石灰；冷者，加艾叶；热者，加槐花。盖洗疮能通阳气，且免臭秽生蛆之患。

艾附熨法

凡阴毒冷痛，用香附末撒于艾茸内，旧绢包裹，贴放痛上，外以熨斗盛火熨之。艾附之气入内，能疏通气血，亦可减痛。数熨后，自能转阴为阳，后来易脓易敛，且免焦骨伤筋之忧。

薰蒸法

先以旧絮一片，浸韭菜汁内，后以新砖烧得通红，将絮放砖上，痛处放絮上。治手足烂湿诸疮，能拔毒气外出。若身上患疮者，以麦饭石烧红，放杓内，沃以酽醋，将疮覆于其上，厚衣密盖，冷则再加火醋。总要薰蒸有汗，其毒减半，且可辟去秽恶之气。

薰脓方

凡疮出脓后，其脓窍闭塞者，用黄蜂薮、马蚁薮、土茯苓同为粗末，瓦罐注醋令满，将药入罐内，封扎罐口，炭火煨热，封上取一小孔，药气上腾，向毒上薰之，其脓窍自开，而且易于收口。

红升丹

朱砂、雄黄各五钱，研细，水银、皂矾各一两，煅白矾一两，煅牙硝四两，同研至水银不见星为度。将药入锅内，瓷碗盖定，熟石膏为末，盐水调和，封锅碗合缝之处，务要对得厚实，勿令泄气。先用缓火，渐次加炭，如火气震动盖碗，则以铁器镇压之。如见绿烟渐起，再加盐膏固护之。须炼二时之久，频以笔蘸水润碗底下，则丹升于上矣。丹色红者为嘉。主治一切顽疮恶毒，疮色青黑者，搽上即红活，顽硬者即软熟，能去腐生新，收脓敛口，为外科圣药。又治杨梅疮毒，以饭为丸，如绿豆大，每服五分，龙眼肉包裹吞下，三服自愈，愈后宜服解毒药。但此丹火毒太重，非大风疴疾，未可轻投。

白降丹

朱砂、雄黄各二钱，硼砂、食盐各一两，牙硝、白矾、皂矾各两半，制药如上法。先取大银罐一个，放火上，将药末镕化，盐卤水炼之，令药结于罐内，后取一罐，比前略小一分，二罐相合，盐泥封固，铁线紧扎晒炘①，再加盐泥一层。别于地下挖一小潭，以碗贮水于潭底下，将前小罐搁碗上，四围用木炭密拥，炼二时辰，则丹降于下矣。此丹白色有毒，能烂人肌肉，用时以笔蘸丹点于疮上，平塌者即起疮，成脓者即出脓。如疮管流脓，恶肉不去，欲去其顽硬恶肉者，须以此丹点破之。又去坏牙齿及黑痣斑痕更捷。此丹可代刀针，故原方称为灵药。

五色灵药

黑铅、食盐各五钱，枯矾、皂矾、水银、牙硝各二两，共研细，如炼红升丹法。退火启之，色白如雪，如要黄色加雄黄，红色加朱砂，绿色加铜绿，即五色灵药也。如欲点疮不痛，倍加石膏再炼。但凡用丹药治疮，须先服解毒药一二剂，恐外疮虽愈，而毒气转入于内也，切记切记。

一枝梅

雄黄、巴豆各五钱，五灵脂三钱，朱砂、银朱②、麝香、

---

① 炘（xiāo 消）：干燥。

② 银朱：即硫代汞。又名猩红、紫粉霜。见李时珍《本草纲目·金石部》第九卷银朱。

蓖麻子各三分，端午日于净室修合，加胭脂米成膏，每用一钱，贴于病人印堂穴上。有红斑肿起者吉色，不红活者凶。此即吕祖一枝梅，定人生死之法，亦验病之一端也。

八宝丹

儿茶、牛黄、珍珠、琥珀、麝香、黄连、贝母、青黛、秋石、硼砂，共为细末。凡喉痈、肺痈、耳痈、牙痈，一切上焦风热之疾，俱以此药点于疮上，降痰泻火，无出于此。

一条枪

白砒霜五钱，明矾一两，小罐煅得通红，取净末，加雄黄、蟾酥三钱，面糊擦成条。凡疮口久不收敛，常流脓水，日久生管，不论诸色疮毒，但见有管有孔者，皆可以此条插入，渐渐加药，直至疮管腐化方住。《外科正宗》尝用之，原名三品一条枪。

离宫锭子

蟾酥、朱砂、胆矾、血竭、麝香、京墨，共为末，葱头捣成锭子，外加朱砂为衣。凡遇疔疮阴毒，漫肿无头，以清水研锭，涂于毒之四围，则毒气不至走散。凡疮色青黑及已溃而不敛口者，皆可涂之。

坎宫锭子

京墨、熊胆、胡连、儿茶、麝香、冰片，醋煎大黄浓汁，和猪胆调成锭子，青黛为衣。凡遇阳毒肿痛，或溃烂臭恶难闻，内中腐肉生蛆，一切掀肿恶毒，皆可以此锭搽之。

阳燧锭

蟾酥、僵蚕、冰片、麝香、朱砂、川乌，共为末，以硫黄炖化，相合候干，击碎如芝麻大，粘于疮上，以火点着。能拔毒气外出，并治多年损伤，骨内冷痛等病。

回阳膏

军姜、草乌、天南星、肉桂、白芷、赤芍，烧酒调成膏。治阴毒冷痛，漫肿无头，及寒湿流注，风痹死肌。凡骨内冷痛，而腹中有痞块者，皆可以此膏贴之。

万应膏药

当归、羌活、白芷、川乌、黄芩、苦参、白蔹、乳香、赤芍、独活、白及、草乌、大黄、元参、贯众、没药、百草霜、苍耳子、芙蓉花、蒲公英、木鳖子、威灵仙，用药一斤，浸麻油二斤，煎取浓汁，加黄丹熬成膏，后入土鳖、血竭、雄黄、儿茶，收赘，埋地下，出火气，或抹棉纸上，或抹梭布缎绢上。凡痈疽肿痛，皆可贴之。如肿痛不通者，加麝香、冰片；冷痛彻骨者，加胡椒、肉桂；热痛迸逼者，加黄连、硼砂；脓水不干者，加陀僧、银朱；溃烂臭秽者，加珍珠、白蜡。此膏在人加减，治疮疡诸症皆有功，故名曰万应膏药。

绿云膏

松香、铜绿、蓖麻仁、木鳖子、杏仁，入石臼捣半日。原方名为千捶膏，其色青绿，又名绿霞膏。可贴诸般疮疡，或痈毒内有麻木冷痛者，仍可于此膏上加艾护灸。

白膏药

虾蟆、鲫鱼各五个，每个口内塞人发一丸，浸于香油内，加蓖麻仁、巴豆仁，同煎至药枯为度，滤去药渣，加乳香、水粉，熬成白膏药。贴疮毒破烂流脓，或要生肌住痛，随症加药，如疟疾冷利，加砒霜末于膏内，贴背上肺俞穴即愈。

化腐膏

砒霜、血竭、巴豆仁、麻雀屎、轻粉、蜗牛、螺蛳肉、樟脑，共为细末，麻油搽点顽疮恶毒上。凡内有脓而不得出者，以此化开顽肉，可代刀针。或脓已出而内生管者，亦能化管。然此已有白降丹、一条枪，即砒霜一味，亦能烂破肌肤，巴豆一味，亦能腐去疮管。姑记此以备择用。

夹纸膏

黄丹、轻粉、乳香、儿茶、枯矾、炉甘石、鸡雏壳皮、黄柏、血竭、没药、雄黄、倍子、密陀僧、象皮末①、冰片，共为细末，麻油调成膏。先以油纸二片，针插多孔，将膏夹于纸内。凡疮破流脓水，先用洗药，后贴此膏。如膏干则加麻油，反覆贴之，自然干脓敛口，止痛生肌。

阳毒膏

当归、大黄、黄柏、乳香、杏仁、发灰、白芷、黄连、皂角、没药、木鳖子，麻油煎膏，黄丹收油，如煎万应膏法。治阳毒发斑，疮色枯涸，层层皮起，数年不愈者，用之常验。是出房叔祖荣准先生家藏之秘方也，今传出之。

阴毒膏

当归、乳香、红花、木瓜、附子、萆薢、古铜钱、透骨草、川芎、没药、赤芍、半夏、肉桂、石斛、自然铜、鹤草根、蛇床子、牛膝、丁香、虎骨、五加皮、苍术、麝香、菖蒲，制法如前。此是阳药而治阴病也。凡多年损伤及风痛阴毒等症，必用此膏，则冷处转热，痛处自缓。商家每购此膏送人，无不感其恩德，今世呼为万灵膏。

冲和膏

白芷、麻黄、羌活、紫荆皮、赤芍、当归、防风、石菖蒲，

---

① 象皮末：大象的皮烧灰取末。见明·李时珍《本草纲目·兽部》第五十卷象。

香油煎熬,加黄蜡成膏。治疮内作冷,身上畏寒。此药可以内服,可以外敷。若实热诸症,又宜用寒凉解毒之药,是在随机应变,临症而斟酌之也。

润肌膏

即麻油调发灰、白蜡,煎成膏。此膏润疮口,止痛生肌。如疮干涩作痛者,加紫草、人乳;湿者,加陀僧、龙骨;痒者,加枯矾、干姜;痛者,加冰片、乳香;烂者,加珍珠、象皮;热者,加大黄、青黛;冷者,加川椒、附子。

凤仙膏

葱汁、米醋、牛胶同煮,后入凤仙花末、人中白末,熬成膏。贴痰毒流注,浸淫湿疮,一切无名肿毒。初起者或可内消,已溃者即可敛口,药简而功大,故并记之。

敷毒围药

雄黄、轻粉、蟾酥、血竭、郁金、白及、胆矾、五倍子,共为末,先煎酽醋,后入药末。敷于毒之四围,使毒脚不致走散,渐收渐紧,毒上自有皱纹,俗人呼为铁箍散。

生肌散

硼砂、冰片、白蜡、贝母、象皮末、熟石膏,共为末,撒于疮上,能生肌敛口。凡疮于毒散肿消之后,方可用此。若毒气正盛,而以此塞其脓窍,侧边又出他毒,为害不小。

金黄散

南星、大黄、姜黄、白芷、黄柏、花粉,遇有赤热疮毒,皮肤彻痛,用蓝根捣汁调敷;汤泼火烧、赤游丹毒,麻油调敷;风热干燥,生蜜调敷;欲疮作脓,加葱白、胡椒。

百草膏

不论何草,但拣有香气者,取百样,煎汁洗疮有验。又端午日，采百草煎成膏药，可贴一切疮毒，皆验。

蜞针法

蜞即水蛭，俗名马蜞，善能咂血。凡疮初起瘀肿，以冷水浸冷，取马蜞放于上，即便咂去恶血。若不浸冷，蜞不能咂，终不若刺法之为便捷也。

霹雳火

《内经》针灸图已有阴火阳火之分，兹再依《外科正宗》之法，是用雄黄、丁香、麝香，搓入艾茸中，以艾捻丸，遇有阴毒恶疮，即便烧之。

护灸药

阳毒只要大蒜饼、皂角饼，阴毒必加南星、半夏、附子贴之。冷者加军姜、荜茇、川椒，此为护药，用火于药上灸之，为畏火者设法。

扎去恶肉方

取花蜘蛛丝搓成线，以线扎到恶肉上，七日自脱。又芫花煮丝线，外涂壁蟢①，其线亦能扎去恶肉。若身上不可扎者，但点白降丹、一条枪，俱可去腐，不用刀割。

恐防生蛆方

人家所用多年马子桶，内必有垢，取后烧红，研成细末。凡患痈毒之人，脓血瘀积，恐防内里生蛆，先以艾汤洗净，搽此末，则蛆化成水。又生肌散、金黄散，皆可加此一味。又罨豆腐乳之家，恃有此末则不坏。

---

① 壁蟢（xǐ喜）：即壁钱，蜘蛛的一种。见明·李时珍《本草纲目·虫部》第四十卷蜘蛛。

卷九　杂证

跌　扑　科

跌扑损伤论

《登坛必救》有器械损伤诸方，而未言其所以然。凡遭跌扑之家，忙寻拳棒教师医治，彼只晓得一定药料，妄称秘传，伤者只求救命，得药即服，此中亦有大误。夫救命之法，原有寒热虚实之分、老幼强弱之别。如从高坠下，魂魄飞扬者为虚；跌扑皮肉未破，瘀血作痛者为实。老稚怯弱者为虚；少壮刚勇者为实。跌扑而出血太多者为虚；斗殴而忿气未泄者为实。既已辨其虚实，尤当相其身体。如平素怯弱，又有内伤者，先扶正气，然后治疗。若脏腑无他病，而但一时受伤者，随其伤处而治之。气逆者通其气，血逆者行其血，骨节离脱者斗①定之，骨节折断者接续之。总要伤者心平气和，避忌外邪，调理饮食，勿以一朝之忿，而致忘身及亲之忧，调摄得宜，缓缓自愈。可恨今之跌扑科，日以拳棒为事，唆人斗殴，遇有损伤，故意惊吓，先议谢礼，然后用药。治之而愈，彼则戁②焉居功，治之不愈，彼又脱身局外。伤者既殒一命，致伤又填一命，两造家败人亡，言之殊堪发指。兹述外科，详言其事，只要晓得强弱虚实，并无诡秘奇方。有志豪杰之士，或从行伍之间，上可佐辅天朝，下可保全人命。务言不尽，再述师传。

---

① 斗：拼合。
② 戁（zòng 纵）：工人。

瘀血作痛

庸庸道人曰：人有忿怒，或被殴伤，或遭跌堕，外见紫黑，内里作痛。《经》云：先肿而后痛者，形伤气也；先痛而后肿者，气伤形也。腹中若有瘀血作痛，宜分三部用药，在上者宜上膈汤，在中者宜承气汤，在下者宜下膈汤△，须于药内加清酒、小便为引。若瘀血仍不去，必加虻虫、水蛭、桃仁、花蕊石。若虚人不任攻击，宜服跌扑新方，醉饮醇酒、小便，则经络通而瘀血散，可保平安。

胸胁胀痛

李帝言曰：人有跳跃闪挫，搥击举重。血逆于内，以致胸胁胀痛者，宜破血汤△。若胀痛而大便不通，胸中刺痛者，是气不顺也，宜行气汤△。若小便既利，而少腹急胀者，宜抵当汤△。若胀满既去，其人恶寒发热者，是有外感也，或上吐下泄，手足逆冷者，是脾肾虚寒之极，急用参附大剂救之。若跌破脑髓，杀伤内膜，正腰受伤而自矢，踢翻小肠而吐粪，气出不收，汗出如油，摇头直视，手撒口开，皆不可治。

损伤发热

损伤未甚，而发热恶寒无汗者，宜九味羌活汤△。若皮肉未破，伤处血不出而发热者，是有瘀血也，宜破血汤△。若出血过多而发热者，是营卫弱也，宜当归拈痛汤△。再诊其脉，或浮洪而弱者，是血虚也，法当补血。或沉细而微者，是气虚也，法当补气。其辨寒热虚实等症，俱见首卷。若不知此而妄用跌扑常药，后成破伤风者，医之罪也。

损伤吐血

《经》云：阳络伤则血外溢，阴络伤则血内溢。凡跌扑斗殴，其人夜不能寐，发热烦躁，咽喉内觉有腥气，口苦舌干者，其后必吐血。若是热血妄行，宜跌扑新方。若是中气虚弱，血无以归，气无以附，宜正骨紫金丹△，或调营养卫汤△。夫损伤而犯劳役忿怒，必动经血。若见面上有青黑色，而脉洪数者，吐血必无止期，虚劳起矣。

接续筋骨

《正骨心法》云：与人接骨，必明经络穴道，度人骨骼而接之。如右边受伤则以左边为比，察其情形，或用按摩法，或用端提法，或用推拿法。如但骨节离脱，煨姜摩擦，随即抖定，内服跌扑新方，外敷回阳膏。若筋伤骨断，必先扶养正气，然后用麻药，使不知其痛苦，以手法揣正合式，仍用回阳膏敷之，布巾包裹，外加杉木皮夹定，又以带扎之，灌甘草汤解醒麻药，服正骨紫金丹△自愈。其揣摩端提诸法，见《内经纂义》。

救伤捷方

臬台欧阳公保全人命，特示此方。凡斗殴受伤者，多取野菊花根捣汁，加人尿、清酒饮之，则瘀血散去，忿气自消。如伤处紫黑肿痛者，即以药渣罨之。破而出血者，掺止血方。此示一出，全活百姓甚多，于此亦见公之视民如伤也。

止血方

古墐①石灰，和大黄炒得淡红色，研为细末，外科称为桃花散者即此。以之敷刀斧破伤，即时止血；且不作肿，易于结痂，但不可入冷水及当风掀开。又花蕊石、毛蜡烛、金毛狗、石燕末、艾茸，皆可止血。

接气方

凡跌打伤其气道，一时闷死者，以辣椒根一把，捣汁，灌

---

① 墐（péng 彭）：尘土。

之自苏。又多年竹节烟筒，破开，刮取内中烟垢，煎水，灌之亦苏。又针灸推拿导引诸法，皆能接气，详内经图穴。

跌扑新方

先师庸道人所传也，以四物汤为主，加龙骨、虎骨、土虾蟆骨、乳香、没药、丁香、木香、全蝎、螳螂、僵蚕、蚯蚓、土鳖、血蝎、麝香，法制为末。如损伤痛甚，加白糖、白蜡；瘀血，加大黄、芒硝；骨断，加自然铜、红铜屑；气喘，加雄黄、半夏；魂魄飞扬，加人参、朱砂、琥珀。醇酒和童便调此药，醉饮。

麻药方

凡恶肉朽骨在内，欲用刀割，其人畏痛，令服麻药，酒磨草乌醉饮，令人一身麻痹。又三生饮酒△，煎服之能麻人。又风茄儿、闹羊花、蟾酥、鸦片，皆可作麻药。又水磨生芋头饮之，亦能麻人。其伤之轻者，只用川乌、草乌、南星、半夏、细辛、荜茇、胡椒、蟾酥，烧酒调敷患处，不必内服。

消瘀血方

瘀血青紫而肿痛者，以磁锋针开血路，篾片①轻轻击之，则瘀血自出。又麻油调寒水石、老茄皮、石灰、苦葫壳、乳香、白蜡，为末敷之，敷至二日瘀自消。

起损方

或被打伤，或被物触骨内隐痛，年久不愈者，以圆利针刺损处，烧酒调羌活、独活、丁香、麝香、蓖麻子罨之，罨至三日，流出黄水为验。如损处仍痛，再将原药罨之，罨后多服跌扑新方，可除后患。

① 篾片：薄竹片。

针灸秘方

凡从高坠下，或两相斗殴而气绝者，其伤处必有痕迹，以铍针①放开血路，血行则气自活。或打伤左肋张口出气者，针肝俞穴。打翻小腹，蹙眉自笑者，针肺俞穴。凡上闭则开其下，下闭则开其上，前后左右，无不皆然。若有瘀血，以败蒲煎汤洗痛处，却以炊箪布、绯帛、乱发，同烧灰为末，和大黄、桃仁同煎，少加童便、美酒成汤，温服之，令瘀血尽去为度。若坠下而魂魄飞扬者，其气未绝，急用人参大剂收回元气，俟其气复，然后随证治之。

救破伤风

因跌打而有肌肉破伤者，宜服左龙汤，其方即僵蚕、天麻、雄黄、朱砂、巴豆霜、鸽江鳔，和酒煎服，复以烧酒煮瓦罐，乘热吸于破伤上，频煮频吸，吸去污水为度。此症最要急救，迟则筋脉拘挛，而似于中风病矣。

救铳②炮伤

铳内藏有硝硫铁小丸，其丸伤人，断筋折骨，身半以上难救，身半以下可医。先以麻药与服，后将利针探取铁丸从入之处，用钳针钳出铁丸，解醒麻药，亦勿封口，令毒气得以透出，营卫得以疏通，气血调和而疮口敛。其伤之重者，炤依解药箭例治之。

---

① 铍（pī 皮）针：中医用长针，其下端如宝剑形，两面有刃，多用于外科，以刺破痈疽，排出脓血。

② 铳：古代用火药发射弹丸的一种火器。

眼　科①

眼科论

《内经·大惑论②》云：心者脏腑之主也，目者宗筋之所聚也，五脏六腑之精，上注于目而为睛，睛之窠为眼，骨之精为瞳子，筋之精为黑眼，气之精为白眼，肌肉之精为约束。是故黑眼瞳子法乎阴，白眼赤脉法乎阳，营卫魂魄之所常荣，阴阳合传而精明也。此一段已垂治目之法，后贤皆有发明。惟《审视瑶函》《元机启微》《眼科大全》诸书，阐发其义最详。只五轮之说可取，而八廓似属牵强。其谓眼胞属脾土，脾主肌肉，曰肉轮。白珠属肺金，肺主气，曰气轮。黑珠属肝木，肝主风，曰风轮。大眦属心火，心主血，曰血轮。瞳人属肾水，曰水轮。此亦言之有理。而至于八廓之说，以八卦分配眼胞之上下，则强甚也。且书中并未云八廓是何如色脉，应作何如治疗，而处方用药，俱在五轮中讲究，则八廓似乎虚设矣。又诸书开列证候太多，始分七十二证，再分一百三十四证，人人茫然难记。莫若撮其紧要，曰寒热虚实，足以尽之。能明此四字，则治百病有余，不明此四字，则一证当前，必不能分黑白矣。今将眼科证治明晰于后。务注《内经纂义》，于《大惑论》后批云：人生禀赋清浊，惟目最肖，而穷通寿夭可卜焉。夫水旺者精必盈，而顾盼有终始。火旺者神必足，而识见甚高明。果尔受气深厚，即有六淫之邪，伤及目系，攻去其邪而即愈。如斫丧过甚，瞳子渐消，翳障渐大，是必调其脏腑而后安。而调治之法，

---

① 眼科：原缺，据原书目录补。
② 大惑论：原作"玉板精微论"，根据《灵枢·大惑论》改。

必先于心，以心能役①神，神复役心，眼为神游之宅，抑之于眼，使归于心，心净而神自宁，神宁而目自慧。外科制造点眼诸药，治标或有应验，而治本未之前闻。

辨虚实

倪维德曰：目中之疾，虚则多泪而痒，实则多肿而痛。日间痛者是阳邪，夜间痛者是阴邪。阳气虚者头顶昏，阴气虚者脑后热。表邪不解者，眉棱骨必酸而痛，睛内抽掣。里邪不解者，目眶骨进逼而痛，眼弦干涩。赤而且痛邪火实，赤而不痛真火虚。上虚乃肝虚，下虚乃肾虚。肝虚则头昏目眩，心惊耳聋。肾虚则视物昏花，耳鸣鼻燥。赤膜侵睛火郁肝，白膜侵睛金克木，迎风极痒肝之虚，迎风极痛肝之实。大眦赤者心之热，小眦赤者心之虚。眵泪干结肺之实，眵泪不结肺之虚。黑花茫茫肾气虚，冷泪纷纷肝气弱。血虚则怕日羞明，血实亦怕日羞明，利其血而后愈。肝邪蒸逼气轮蓝，肾水内亏水轮碧，补其肾而即安。惟瞳人日损，内障日生，非大加惩创②，洗涤心肠，不可为矣。

辨翳障

陈当务曰：人有两目，犹上天之有日月也。目之有疾，犹月之有蚀也。故天气清明，则日月光昭于上，而有时遮蔽者，是地中浊气上揜③乎太苍也，浊散而日月复明矣。目中翳障，亦浊气也。浊在气分，则白睛生翳；浊在血分，则黑睛生翳。气血两病，则满眼生翳，少而小者为珍珠翳，大而多者为梅花翳。翳色黄者是实热，翳色白者是虚寒。风轮赤晕，泪出而痛，

---

① 役：役使，驱使。
② 惩创：警戒。
③ 揜：通"掩"。捕取；袭取。《礼记·王制》："诸侯不揜群。"

此肝气热也。眼胞燥涩，眵泪黏稠，此肝气虚也。实热不泻，则成瘀血肿痛，胬①肉攀睛；虚寒不补，势必瞳人漏陷，内障青盲。世有善用刀针者，谓能割去胬肉，剔去翳障，然是外感六淫之邪则可，若是内伤，则转割转剔而转失明者，究与外治何涉？《经》云：阳胜者暴，阴胜者盲。先师世传眼科，皆教人自知调理，务见外感之翳障，不治亦愈，内伤之翳障，百治不愈。原翳障非别，是脏腑凝结之气所成，目中特显其标耳。

辨证

张子和曰：五轮有病，皆是六淫之邪外侵，久郁生火，火生风，风生热。眼胞肿赤流泪而痛，是为火眼，肿而硬者，热有余也，宜下之；肿而软者，风有余也，宜发汗。若汗下失宜，后必变为血灌瞳人，胬肉攀眼，黄膜上冲，赤膜下垂，或烂弦风眼，或拳眉倒睫，或睛高突起，或成鸡冠蚬肉、旋螺蟹睛等类，是皆起于肝脾之风热也，治其风热而自愈。若内障失明，又当责重于心肾。盖心虚则神不足，神者火也，火内暗而外明，故能外鉴。肾虚则精不足，精者水也，水外暗而内明，故能内照。能得心肾之原，乃可以治内障矣。务按：从前眼科皆以内障责重于风，妄称青风、黄风、绿风、乌风、黑风之说，实不可信。

论治

耕心道人曰：《经》云：邪气客于阳跷之络，令人目痛，有风者治风，有寒者治寒，暑热燥湿，各因其证而治之。此外感法也，俱宜蝉花散加减用之，外点灵光丹△即愈。云岐子谓：目黄赤者多热气，青白者少热气，淡紫而隐痛者为虚，鲜红而肿

---

① 胬：原作"努"。据文义改。

痛者为实。治黄赤者，宜明目细辛汤△。治青白者，宜还睛固本丸△。虚则频服助阳和血汤。若白睛有红膜者，是血寒生膜也；黑珠有白膜者，是气虚生翳也。或瞳人散大，淡白偏斜，是肾气虚极也。肾中之阴虚者，宜滋阴地黄丸△；肾中之阳虚者，宜十全大补汤△。

上阳子保目口诀云：捐思虑，少写字，专内视，减外视，夜眠早，晨兴迟。真是吃紧之语。

集古

虞天民曰：余见一少年犯奸盗，父兄刺瞎其眼，双目不见，已经三年。一日眼上陡然生痛，痛愈而目复明。又一富商困于酒色，目渐无光，用费数千金，明而复瞎，后竟因此而丧命。又见胬肉攀睛者，请医挑割，半世不能得愈，后因病热，服承气汤数剂，攻出腹内血球数块，胬肉自消。又见痘后生翳者，其人躁暴，被人打出眼睛，其弟取睛细看，以针挑翳，其翳坚硬如骨，挑入二分乃出。此皆亲睹其事，非虚语也。务按：少年之瞳人未坏，虽不服药，亦能自愈；富商之瞳人已坏，即用多金，终不能愈。胬肉是有瘀血在腹，无人想到。痘翳是有根入睛中，药不能除。后有患此四证者，须识虞公深意。

新方

先师庸庸道人创始也，以牙硝塞入苦瓜内，吊悬空处，瓜外沥汁，凝结如霜，以霜点火眼甚效，并搽一切湿热诸疮皆效。又方，蜜调铜绿，涂于碗内，艾火薰焦，取之以点烂弦风眼，即时止痒收泪。又麻雀屎，浸取清汁，可洗白膜遮睛。又白茅柴烧灰，取灰浸汁，洗赤膜遮睛皆效。又五倍子熬膏，入铜绿、轻粉少许，治目中诸疾，有泪者干点之，无泪者化水频洗之，皆有应验。

四制灵光丹

此友人唐晋级，得之蓝田道人秘方也。用石燕一斤，即用麻黄、羌活，汤二斤煮汁，将石燕烧红，淬于汁内，烧七次，淬七次，将石燕为末，此为一制。次用明目细辛汤煎汁，将石燕入汁内，晒干，为二制。再用三黄石膏汤煮晒，为三制。又以海螵蛸、五倍子、白菊花、葳蕤仁、乌梅、诃子，煮晒，为四制。后加冰片、麝香、铜绿、硼砂、轻粉、红升丹，同研为极细末，名为灵光丹，统治目中诸疾，求此药者甚多。

咽　　喉

咽喉论

咽为胃之上窍，喉为肺之上窍，故肺胃有病，则形于咽喉，咽喉有病，无不本之于肺胃。此处肿痛闭塞，古人谓之喉痹，今人谓之蛾风，单肿一边者，名单蛾，两边俱肿者，名双蛾，满喉红肿成片者，名缠喉走马。其实皆上焦壅滞所致也，滞在气喉，则声嘶口噤，在食咽，则饮食不下。《金匮经》曰：伤寒先厥后发热，下利必自止，而反汗出，咽中痛者，其喉为痹。发热无汗而利必自止，若不止必便脓血，便脓血者其喉不痹。《内经》曰：发于嗌名猛疽，不泻其脓，塞咽半日死，其化为脓者，合豚膏冷食三日而已。《金匮》是言外感湿热之气，上壅则成喉痹，下泄则便脓血。《内经》是论虚火上炎，壅塞喉间，而为痛脓，食豚膏以泻虚火。然喉连于肺，而实领五脏之气，咽连于胃，而实领六腑之气。但是外感，治去其邪而自愈。若是内伤，当有阴阳两辨。其阴虚者，必壮水以济阳光；其阳虚者，必益火以消阴翳。辨证已列首卷，兹不赘。盖尝观于大麻风、杨梅疮，以及风瘟、湿瘟诸疫证，皆有喉痹，必能辨得证候明白，方不至于失手。

辨证

薛立斋曰：少阴主喉，任督二脉之会，咽喉肿痛，谓之缠喉风。如肿处溃白，一派虚证，谓之慢喉风。肿处焮赤，一派实证，谓之喉痹。若声音不出，牙关紧急者，谓之哑瘴喉风。若舌头搅动，痰涎堵塞者，谓之弄舌喉风。若相火上炎，嗌干咽肿，如冻榴子色者，是为喉疳。若初觉痛痒，渐生苔藓，是为喉癣。若上腭生疮，形如葡萄，舌难伸缩，谓之悬痈。若颈外生瘰疬，而溃及于咽喉者，谓之锁喉毒。若喉内生疮如蚕蛾者，谓之喉蛾风。疮形胀大，谓之喉瘤。皆急症也。务按：咽喉红肿痛胀者，宜泻宜针。溃白软痛者，宜温宜补。此证呼吸性命所关，不可一毫差错。

论治

太平师曰：薛氏所办①诸证，名虽不同，而治则一。其人发热，恶寒头痛，脉浮而紧，表症急者，宜升阳散火汤△。若烦热燥渴，大小便不利，脉沉实有力，里症急者，宜大小承气汤△。若体气薄弱之人，色欲伤其肾水，病属真寒假热症，宜益气养营汤△。若劳役辛苦之人，平日汗血受伤，病属真虚假实症，宜回阳返本汤△。若其势肿急，饮食不通，气道阻塞者，以针刺肿处，放开瘀血，其喉自宽。

集古

程璟注《咽喉独步》云：风寒湿热燥火之邪，堵塞喉间，问其因而察其证，审其脉而观其色，手到便可成功。惟内伤喉痹，最难辨识，其中亦有虚实。若是实邪，必然喜冷恶热，

---

① 办：处理。

能吞软物。若是虚邪，必在喜热恶冷，能吞硬物。以此试之自应。

新方

谢苍涯曰：《内经》谓猛疽塞咽，半日而死，急以笔竿击囟会穴，久击自然起泡，刺破其泡，而喉自宽。再看冲阳、委中穴，有青筋者，于筋结处刺出恶血，其喉亦宽。若喉痟、喉癣、喉瘤、悬痈之属阳证者，以醋磨木鳖子，探吐之。有痰者，以翎毛扫喉中，其痰自出。肿硬者，以针藏笔毫内，刺出瘀血，其病即减。如贫家无药，只以梨汁、柿霜、乌梅汤、绿豆粥、西瓜水、豆腐浆、米泔汁之类，拣一味呷之，再吹金锁匙。

金锁匙

硼砂、雄黄、儿茶、青黛、冰片、明矾、元明粉，共为细末。遇有咽喉诸疾，以此吹上减痛。又治一切湿热疮毒，皆能减痛。又广东新出一种今古榄，其性苦温，以之磨汁，治喉痹头风以及一切烂湿疮毒、吐血咳痰，皆有应验。

牙　齿

齿牙论

上曰齿，下曰牙，骨之标也。人于十岁换齿，骨髓从此而充，五十则齿脱，骨髓从此而减。然有秉体厚薄不同，其厚者七十犹能啮硬物，而薄者四十则齿牙摇动，此亦可占命之修短也。齿中之病，又有虚实不同。实则牙龈焮露，齿缝酸痛，或牙床肿烂，口燥咽干，风火相煽，湿热生虫，法主清热除湿而自愈。虚则牙龈隐痛，常喜热手摩擦，龊①牙作痒，颊车浮肿，

① 龊（qiāng枪）：齿旁小齿。

合齿则又不痛，法主宁肺安肾而亦愈。惟虚火上炎，牙疳口臭，睡中咬牙，戛戛有声，夏秋间口臭尤甚，此是肺中郁火，又兼肾水不足，虽千方万药，终不能除。必其人能自养息，减却焦劳，除荤戒酒，俟冬时阳气退伏，虚火自敛。试看少壮之人，从无齿病，中年以后，乃或有之，虽是小恙，关乎气血盛衰，智者必能见机于早也。

辨证

《医宗金鉴》云：上齿属足阳明，下齿属足少阴。若齿缝出血，如涌泉者，是为牙衄，衄多则干缩，以致前板齿㿲露，是为牙宣。风吹痛甚，痛时出臭脓者，是为齿龋。若牙根内有尖骨如刺者，是为钻牙疳。牙床麻痒，痛连腮项，是为牙疔。牙龈肿痛，连及腮颊者，是为牙痈。牙痈破烂，时变腐黑，口臭发热者，是为走马牙疳。疳痛日久，湿热生虫，是为齿䘌。

论治

《医学大全》云：肾虚则齿豁，精固则齿强。先痛而后肿者，风也，宜九味羌活汤△。先肿而后痛者，火也，宜龙胆泻肝汤△。有湿者，柴葛解肌汤△。有寒者，冷香饮△子。至于肺肾有病，移及于牙，实则用华盖散△，虚则用安肾丸△。此不论牙衄、牙宣、牙痈、牙疳、齿龋等症，皆用此法，即口舌耳鼻有病，亦以此法主之，其牙疳、齿龋、虫牙等类，再作外治。

集古

莫君锡曰：明帝烦躁之极，余进水于御前即解。诏使往视东宫齿缝出血，余以荜茇半个，令其咬定，痛稍止，又咬花椒数粒，血亦止。只是早晚要人张扇，后又出血，势如涌泉，凝结盈盆。诸太医束手无策，余亦无可奈何。勿谓此是小病，慢不经心。

新方

荣准赠君曰：牙痛以乌梅、白芷、荆芥、细辛、升麻、柴胡、薄荷、槐花、元明粉，煎汤，热含冷吐，可止牙痛。又虫牙作痒者，以花椒、芫花末擦之，虫自化而成水。鬼牙、重牙欲去者，以凤仙花子、玉簪花根为末，点去之。又熟石膏、青盐、细辛、白芷为末，每日漱盐漱口擦牙，可以固齿。

发　背

发背论

背为诸阳之本，督脉所起，太阳经之所过，五脏之络，皆系于背。唐太宗不肯笞^①人背者，恐伤脏气也。夫人于壮年以上，气血方盛，无有是疾，壮年以后，背之阳气渐衰，稍失检点，外邪皆得而侮之。试言太尹许公之证，可知之矣。公好饮烧酒，偶浴冷水，次日憎寒发热，身痛无汗，自服桂枝汤二剂，攻发其毒，于背用护灸法，其痛更甚，召务诊视。脉浮洪而紧，背上悬枢穴红肿一块，知其为中发背也。凡病伤寒而身上有一处极痛者，其后必生痈也，宜麻黄汤发汗，则热从汗解，毒从汗散，易于收功。时有疡医在侧，谓此证不必服药，只要外治，七日包好，公以为然。越七日毒阔径尺，八九孔出脓形如蜂窠，痛如刀割。复谓务曰：麻黄还可用乎？曰：未也。初意欲行表散，今则痛久伤阴，宜服益气养营汤[△]，外用药布贴法，可保无虞，且喜酒中湿热之气从此而出，而又脉息有力有神，是可贺也。未几而幕客^②亦患斯疾，脉证属阴，不敢用药。盖其脏腑

---

① 笞：古代用鞭子或竹板拷打的刑罚。
② 幕客：即幕宾。

卷九　杂证

二一七

先伤，借此以发其端耳。别请外科治疗，用参桂药无算，终属徒劳。以是知疮毒虽在外，其根本系于脏腑，可不谨哉！

辨证

窦汉卿曰：发背一证，男妇皆有，伤于七情者，自内发外，伤于六淫者，自外发内。上发背在大杼骨上，一名对口发，其责在肺。中发背在悬枢穴，一名对心发，其责在肝。下发背在腰间，一名对脐发，其责在肾。六七孔攒①聚出脓者，名莲蓬发。十数孔出脓者，名蜂窠发。偏左者，名左搭手。右者，名右搭手。自外发内为阳毒，治之不难。自内发外为阴毒，治之不易。其中亦有轻重缓急诸法，总要细心区别，未可执定外科之药，而慢无以取裁也。

论治

太平师曰：人身营卫调和，疮疥不生。而生此大疮大毒者，是营卫拘留而邪气居之也。既已成形，切不可用内消药，但分表里虚实而治之。其表邪实者，内服仙方活命饮，外用神灯照法。里邪实者，服三黄解毒汤，外用牛胶蒸法。补虚泻实，要得其当，故无论脑疽、串疽、手痈、足痈以及奇形怪样之疮，只不犯经禁病禁，皆可保全。

集古

韦慈藏曰：痈疽之发，一者天行时气，二者煿炙厚味，三者肾气虚弱，四者常饮冷酒，五者服丹石毒药。发背与脑疽相似，肾脉经虚，从脑而出，膀胱经虚，从背而出。疮毒属阳，宜针不宜灸，疮毒属阴，宜灸不宜针。其未成形者，余用百草煮汤，白布染药汁贴于患处，贴一昼夜，毒气自消。已成形者，

---

① 攒：聚集。

阳毒用围药，阴毒用灸法，溃后用薰脓方，脓不出用药筒拔法。余尝以针灸治诸疾苦，手到病除。

新方

先叔祖荣准公，得之华山道人所传也。方名药布贴法，取皂角刺、柞木刺、马兜铃刺、冬青树皮、乌臼树皮、樟树嫩皮，共捣烂，加酽醋久炆①，又用青布二片，同煮醋内，取布一片贴发背上，换布再贴，疮自收敛。此法用治一切烂湿诸疮，皆验。又大毒漫肿无头，以湿纸贴上，纸先干处，即毒之出头处也。又发背有透穿膈膜者，以猪蹄汤洗净，外贴润肌膏，其人能食，频进补中益气汤，可救。

任素思曰：发背盛于秋夏而冬时少有也，初起宜淡素，溃后宜荤肴，问其所喜何物，随便与之。初起宜有汗，溃后宜无汗，所以存津液而养营卫也，养得营卫和谐，虽毒大如盘如碗，亦不足惧。

瘰疬

瘰疬论

生于颈项之侧，如梅如李，累累若贯珠，历历可数也。《内经》曰：发于颈项，坚而不溃者，名马刀挟瘿。或因膏粱太过，或误食鼠蚁蛇虺不洁之物，或内伤忧愁烦恼，或外感六淫邪气，男女皆有。如薛氏所称风毒、热毒、气毒及筋疬、痰疬之类，总因肝肾之虚也。盖肝虚则木火自动而血燥，肾虚则水不养肝而血亦燥，血燥则筋病，而瘰疬乃结。既结之后，不痒不痛，初无害事，孰知痰火内结，势不可遏。后来寒热皆作，内里掣

---

① 炆（wén 文）：用文火炖。

痛，出血流脓，溃筋烂肉，而成串瘘者，则又瘰疬之甚也。夫人身豀①脚接连之处，皆有瘰疬，所以营养经络，因其肝肾无病，则各安其位而不动。若痈疽大作，则筋病预先鼓起，此其可验也。试看面色㿠白及肌黄体瘦之人，多有此症。男为精气亏残，女为月经不利，而外科每用伐肝降气及消痰泻火之剂，抑知少壮得此而瘥，虚弱得此而剧，可不慎哉！

辨证

王肯堂曰：瘰者累累如贯珠，推之移动为无根。疬者历遍颈项，推之不动为有根。生于颈前属阳明，颈后属太阳，颈侧属少阳。连结成串者，名瘰疬。形如蛤蜊，硬痛热盛者，名马刀。大小相生，名子母疬。堆叠成攒，名重台疬。绕项而生，名锁颈疬。左耳根，为蜂窝疬。右耳根，为惠袋疬。曼延胸胁，为瓜藤疬。乳旁软肉，为痕疡疬②。形如荔枝，为石疬。如鼠形，为鼠疬。务按：形色虽异，而受病之原，总是风热痰湿气毒结聚而成者也。其移动者属阳，宜用针灸敷贴化腐等法。不移动者属阴，切忌针砭及追蚀等药。其内外治疗，始终以固脾胃为主。此证男子不宜太阳青筋暴露及潮热咳嗽、自汗盗汗等症；女人不宜眼内红丝及经闭骨蒸、五心烦热等症。治好瘰疬，后来恐有虚损大病，不可不知。

论治

治法曰：瘰疬初起，有外邪者，先去外邪，邪散而病自愈，宜万灵丹△发汗。若破烂流脓血者，宜内服益营散△。若经久不瘥，憎寒壮热，而内里作痛，此肝火炽而气病也，宜小柴胡合

---

① 豀（xī西）：肢体肌肉之间相互接触的缝隙或凹陷部位，为经络气血输注出入的处所。

② 痕（qí其）疡疬：发于乳房及大腿根部的痈疖。

四物汤△治之。若肿高而核不消，此肾气虚而血病也，宜逍遥散合六味地黄丸△。若结核作痛，肌肤冰冷者，宜托里排脓汤△。若脓水清稀，疮口不合者，宜疮科流气饮△。务按：其脉虚弱者，以补气为主；微涩者，以补血为主，急服瘰疬新方；未成脓者，使之早成；已溃者，使之早敛。

拔疬法

凡瘰疬鼓起有核者，即用护灸法灸之。其含脓而不溃者，以回阳膏贴之。看有一颗极大，是为母疬，用白降丹点上，其疬自破，破后以红升丹作丸，如米粒大，以一丸纳入，外用万应膏△盖之。此法能拔疬外出，一日纳一丸于内。总要拔尽为度，拔后宜驱邪辅正。

新方

陈复正《幼幼集成》载有铁线草方，专治瘰疬。其草生于古墙上，叶似凤尾，四时常青，根黑如铁线，取根捣烂，和清酒、猪肉煮熟，饮酒食肉至醉，食三次自愈。又豨莶草、夏枯草、满山红根、红内消根，和酒肉食之亦消。

张介宾曰：瘰疬原属筋病，厥阴风木所主，木喜条达而恶克伐。常见有以蜈蚣、全蝎，炙焦为末，调烧酒服之而速愈者，后来发出别病无救。又见有以乌龟和大豆藤，常常食之而迟愈者，后来反得永年。可知却病与滋补相去霄壤。

流　　注

流注论

流者行也，因邪火逼血妄行，流于此而复注于彼，故世人呼为流火；注者聚也，因气血凝聚，只是一处出脓，故世人呼为注漏。有一种瓜藤流，左边生一枚，右边又生一枚，累累如藤上生瓜，殆无虚日。又有一种葡萄流，遍体生疮如葡萄样，一疮将愈，侧边复生小疮，经年不愈，此是流也。若注多从穴道而起，惟足上尤甚，初只一疮，抓破出水，中烂成坑，痛痒难当，越抓越大，侵烂良肉，此是注也。古今方书皆以流注混治，岂不大谬。夫流是阴虚火动，暴怒伤肝，好色伤肾，肝肾气逆，发而为流，法当滋水之化源，如清金宁肺汤[△]、滋肾保元汤[△]之类，皆可选用。而注是营气不从，逆于肉里，忧思伤脾，烦劳伤肺，脾肺下陷，则湿热从此而出，法当散火之郁结，如内疏黄连汤、荆防败毒散之类，亦可得愈。至于外治之法，红肿有热者，照依阳毒例，色淡无热者，照依阴毒例。薰洗熨灸，俱见于前。

瘿瘤疣赘

大者为瘿瘤，小者为疣赘。盖瘤者流也，流注而生肉球也。赘者注也，邪注而起气凸也。瘤属阴，色白而漫肿，形大如柑柚。赘属阳，色红而高突，蒂小而下垂。初起甚细，亦无痛苦，人所不治也。及污浊之气，灌荫渐大，人所不能治也。薛立斋言：暴怒伤肝曰筋瘤，气急伤心曰血瘤，忧思伤脾曰肉瘤，劳役伤肺曰气瘤，色欲伤肾曰骨瘤。筋脉露出曰筋瘿，赤络交结曰血瘿，皮色不变曰肉瘿，随气消长曰气瘿，坚硬不移曰石瘿。又有红粉瘤、白粉瘤、黑砂瘤、蛔虫瘤之类，皆是邪气结聚而成，因其形而名之也。既成之后，宜分气血两治，如起于气分者，肉色不变，有时或小，有时或大，内无脓血，亦不甚痛。起于血分者，硬块不移，瘤上有筋交结，或赤或青，内含脓血，则疼痛难忍。夫人之有此疾，必先气血亏残，而后湿热之邪凑入，结于经者为瘿瘤，结于络者为疣赘，全是一团痰火浊气所结，切不可妄施刀割。俗云你留他，他即留你，你不留他，他亦不留你。务见患此者，不治无害，即治之亦未见有功。若果瘤赘破烂出血流脓，久而成漏者，气虚则补其气，血虚则补其血，苟不调养气血，而以瘤赘为事，是欲速之死矣。

论治

马益卿曰：瘤有浅深，浅者只皮外起，凸数年不大，深者其凸着于肉里，一年渐大一年。于初起之时，小者可用药线扎去之，或用护灸法灸之，或以针刺破之。若其势大，切不可妄为治疗，倘其人强盛，其瘤红肿作痛，可服消瘿酒，外敷枯瘤方。其外治用药见前。

消瘿酒

海藻、昆布、郁金、贝母、黄芩、黄连、雄黄、沉香、龙胆草、海螵蛸、泽泻、茯苓、甘草，共药一斤，煮酒一罐，患者当服此酒，则瘿之小者不大，破者不痛。

枯瘤方

硇砂、硼砂、黄丹、雄黄、斑蝥、砒霜、乳香、没药、田螺肉，研末作饼子，贴于瘤上，贴至十数日，其瘤自落。此与化腐膏、白降丹相似，宜斟酌用之。

新方

耕心道人曰：瘤赘初起而小者，取花蜘蛛丝扎去之。若其渐大，用前针砭诸法，亦可得愈。若年深日久而破烂流脓者，用雄黄、轻粉、白蜡、冰片，调麻油敷之，可止痛痒，又辟臭气，并可以搽烂湿诸疮。

疔　疮

疔疮论

疮有根脚，如钉入木之状，初起不痛，只是作痒，令食生豆不知腥，嚼生矾不能吐，身上惟此处肉色不同，是疔疮也。发于心者，名火焰疔，初起紫疱，二三日破流血水，四五日穿筋烂肉。发于脾者，名黄豆疔，初起黄疱，明亮如珠，四围有血络，皮肤绷急，麻木不仁。发于肺者，名白刃疔，初起白疱，顶硬无根，破流脂水，腐烂成坑。发于肝者，名紫燕疔，初起红疱，内里甚黑，筋脉痉急，指甲皆青。发于肾者，名黑靥疔，初起黑斑紫疱，毒穿皮肤，痛彻骨髓。又有红丝疔，是有红丝贯于背脊，或头上有红发一二根，皆其外候。又有暗疔内疔，最为难识。若疮未发而寒热交作，皮肤肿急，痛及前后二阴者，二三日死。或烦躁闷乱，七恶证见，四五日死。夫人之有此疾，或感天时不正之气，或食禽兽有毒之肉。《经》云：膏粱之变，足生大疔。于初起之时，不论在于何处，是何疔名，但见不痛者，即以针挑松疮之根脚，砭去恶血，外以护灸药灸之，内以解毒药解之。若至传经变症，难为力矣。

辨证

《外台秘要》云：南方烟瘴之地，多有疔疮，其疮初起不痛，刺之无血，瘙痒异常，肿及良肉，其人烦躁口渴，筋脉不利。令食生豆不知腥，看其背上，必有红丝一线，从下而上，是疔毒也。疮色黑者名铁疔，黄者名铜疔，身上有血络者名红丝疔。即以针挑松疮之四畔，砭出恶血，又寻红丝尽处，亦要挑断，或头上有红发摘去之。外以北瓜蒂贴疮上，火灸瓜蒂，须要灸得知痛方住。

论治

周廷秀曰：凡疮之热毒重者，只有泻法而无补法。毒散肿消而不敛者，只有补法而无泻法。若疔疮初起，头痛畏寒者，用飞龙夺命丹发汗；不畏寒而口渴者，用大承气汤攻下。再服解疔大青汤△，则毒不攻脏腑。又服蜡矾丸，则可保定脏腑。外用离宫锭子，敷住疮之四围，不使毒气走散。此是急病，必须急治。

新方

任素思曰：疔疮虽小，为祸最大。今后见有无故生疮痒而不痛者，即寻丝瓜藤煎水饮之。又乌臼树，取其根之白皮，捣烂煎汤，可解疔毒，蓝根亦解疔毒。此无论内疔、外疔，皆可化而成水，即大方用药，亦可以此为引。

梅　疮

杨梅疮论

其形红肿如杨梅样，西北人呼为天疱疮，东南人呼为棉花疮，生于皮里肉外。结核而不痛者，谓之杨梅核。不结核而痛者，谓之杨梅痘。形如风疹作痒者，谓之杨梅疹。有红晕斑点者，谓之杨梅斑。晕外有圈二三连串者，谓之杨梅风。疮已溃烂，有肉翻出者，谓之翻花疮。总因湿热邪火所致，当有气血之分。如时气传染者，毒在皮肤，未入脏腑，骨节不痛，其疮先从上部起发，形小而软，即斑疹风疱之属，无汗者必要得汗，病在气分也；若情欲传染者，毒在骨髓，筋骨疼痛，其疮先从下部起发，形大而硬，即结核梅痘之属，小便淋涩者，必要下夺，病在血分也。体气实者，清热解毒；体气虚者，托里解毒。先要毒从外出，然后一收即愈。愈后宜断绝房事，试看娼妓及龙阳①孩子多有此疾，可为炯鉴。

结核

宋明夫好服春房药，毒入骨髓，一身尽疼，曲骨至会阴穴

---

① 龙阳：指战国魏王男宠龙阳君。此处泛指男性同性恋者。

生疮，形如豌豆，坚硬刺痛，渐次而烂，口出臭气，头目昏花。医用黄连解毒汤，疼痛尤甚，气促痰多。师诊之骇曰：此脉滑数无力，正虚邪实之候也。教服藿香正气散，痰气稍通，再与遗粮汤，疼痛稍止，又与解毒内托散，其疮发出于外，形如红枣。彼不知内毒外出原为美事，而反咎师用药之不精，别请外科治疗。疮虽愈而咳嗽痰多，饮食减少，日渐尪羸，不起于床。是因好用春房之害，故记之以警将来。

梅风

中堂舍人德喇里，偶染瘴气，遍身发痒，抓之即起红斑，口苦咽干，脉浮紧而无汗。师以麻黄药与之，四肢发出小疮，渐次而大，嵌于肉里，疮头出黄水，痛不可当。再服清热解毒汤，疮烂如杨梅，外有红晕圈，教服消风酒加参芪托里之药，外用薰洗之法而愈。其乃室又染斯疾，一道人以丸药与彼吞之，疮亦收敛。丸药即红升丹也，但服丹后，须多用遗粮汤解毒，不尔恐生别病。

消风酒

白花蛇、癞虾蟆、犀角屑、皂角刺、大枫子、翻白草①、土茯苓、红花、全蝎、升麻、苍术、银花、枫藤、甘草，共药二斤，炊酒六斤，醉饮而卧。能除一切风气及烂湿诸疮。外用武定侯点药，以杏仁、轻粉、雄黄，共为末，猪胆汁调成膏，敷疮上更佳。

新方

傅万善曰：不论何草，只拣有香气者，取百样，煎水洗疮，

---

① 翻白草：又名鸡腿根，以根入药。见明·李时珍《本草纲目·菜部》第二十七卷翻白草。

连洗五六次。不论何疮，皆可减势。若梅疮痛痒，洗之更妙。但洗后宜搽润肌膏，再以龙眼肉包红升丹，吞三五分即愈。已上五方，皆经验之药。先师治杨梅豆、结核、斑疹、风疮之类，手到病除。

痔瘘

痔疮论

古人名为隐疮，有隐伏于肛门之内者，有突出于肛门之外者，其形不同，故时医有三十六痔、七十二瘘之说，总因湿热注于下焦，与瘀浊之气相结而成。起初名痔，后因血水长流，久而生管，则又名瘘。大者如莲花、翻花、蜂窠、蚬肉、珊瑚、鸡冠等样，小者如牛奶、鼠尾、核桃、菱角、樱珠、鸡心等样。毒深者其形异而顽，毒浅者其形正而软。浅者人所忽略，因循日久，渐成大漏，大孔肿坠，肛门刺痛，日夜流血，苦不可言。或粪从孔出，血从窍流，肌肤黄瘦而成血枯症者，再作痔瘘医之，鲜不速其危矣。夫人为童子时，未有斯疾，婚娶以后，乃或有之，想必醉饱入房，经脉解散，精气一泄，络脉空虚，因而生痔，或龙阳郁精于大孔，或酒肉积热于大肠，或勉强忍精于茎内，或暑热中毒于下焦。受病之原皆燥气也，病成之后皆湿气也，燥湿并积于中，痔瘘必发于外。有此隐疾，贻害终身。

集古

朱丹溪曰：痔瘘湿热流入阳明，亦肝肾之邪也。初起焮痛、便闭者宜清热利湿，肛门坠痛者，泻火导湿；痛而痒者，驱风胜湿；小便淋者，清肝除湿。外亦可用护灸法。若破而不愈，则成瘘矣，有串臀者，有串肠者，有串前阴者。大肠肿坠作痛湿热盛也，大便燥结者火也，溃而无脓者热也。痔瘘已久，服清热利湿之药而不愈者，必气虚不能摄血，非升提大补不为功。

戴元礼曰：人有痔瘘，犹水桶之有渗也，遇燥热时则渗漏愈大。故痔疮在身，须避燥热之气，勿食煿炙之物，宜以乌龟和猪肉常食，外用乌金纸护痔上。若血水淋漓，频掩生肌散。若有杂病，勿得滥用辛热药。其人亦当平心养性，一切酒色暴怒之气皆要禁绝。其有痔管者，以一条枪插入，其管自溃。

论治

庸庸师曰：杨表有内痔，因食羊肉鸡鹅，大孔嫩肿如翻花，两边生管流血，内有热气一道，直贯背脊，痛苦异常。余用当归拈痛汤，热少止，再用导滞通幽汤，血少止，然而瘘管终不去。闻河北有善治斯疾者，用丸药攻出大肠，随服麻药，任其洗涤挑割，治去病根，再服收肠药，永不再发。若外科之呼痔散、提肛散，余用之不效，想方药各有传授不同，故信古而不泥古也。

新方

虾蟆草、枳实煎水，可以外洗内服。其痔热痛者，以此为末，猪胆汁调搽之。无管者，常服润肠丸。有管者，大金花丸，外用薰蒸熨拔之法，亦可减势。但人有此疾，一切邪气皆从此出，可免杂病。

麻　风

大麻风

此是天刑之疾，有真假二种。真者祖父原有根苗，余毒流于子孙，世世相染而成者，其病自内发外，面上带有油光，身上有一块麻木不仁处，或耳目口鼻喎斜，常时作痒，手大指合谷穴无丰肉者是也。假者外感山岚瘴厉之气，未曾发泄，积久而成；又或酒色过度，恣食辛热之物，坐卧湿地，湿热乘虚入里而成者。初起不自知觉，既觉而又讳疾，后来毒气外出，营卫不清，伤及五脏，肺伤则眉毛先脱，心伤则目眦歪斜，肾伤则脚底破烂，肝伤则筋起紫疱，脾伤则遍身白屑红斑。若只一脏受病，犹可用祛风丸、消风酒，清其营卫，外用针砭薰洗等法，十中亦可愈得二三。若真风内必有虫，虫蚀脏腑，不死不休，俗谓皮死麻木不仁，肉死刀割不痛，血死肉破无脓，筋死指节脱落，骨死鼻柱崩坏。犯此恶证，更有何法以生之乎？用补则助邪气，用攻则损正气，即有充栋药方，终成画饼。而俗医动云三十六种风、七十二症候，悬壶都市，包好受谢，假者或可见效，而真者必不能医。试看有根麻风，能有几人得愈者，此外科之所以难也。

集古

夔仙曰：我曾得癞厉疾，师与我以祛风丸而愈。其方用麻黄、细辛、羌活、独活、秦艽、荆芥、僵蚕、全蝎、当归、川芎、威灵仙、何首乌、豨莶草、忍冬花、川楝子、防风、蒺藜、乌梢蛇，煎胶为丸。服此则营卫通，风气去，毒虫不生，而病愈矣。

新方

游启元曰：吾见乡人病疠风，自挖土坑居住，日食癞虾蟆三四个，外用矾水洗疮，养息三年而愈。又有专食乌梢蛇肉而愈者，又有宿于石膏内，以苦楝叶为茶，薏苡仁为饭，斋①戒沐浴而愈者。此皆无根麻风，又能清心寡欲，所以得愈。若永昌侯之不自保重，得此戚施②，乃召太医诊视不能痊，可医受

① 斋：原作"齐"，据文义改。
② 戚施：蟾蜍的别名。见明·李时珍《本草纲目·虫部》第四十二卷蟾蜍。

绞斩刑囚，无从辨白，可胜悼哉。

多 骨 疽

其症初起发热恶寒，头疼身痛，筋脉不利，欲得暖处坐卧。起毒处，冷痛尤甚，不可手触，漫肿无头，逐日渐阔，肌肉鼓急，亦不变色。其脉浮洪紧数者，是阴病得阳脉则生。若沉迟濡涩，是阴病阴脉，纵能得愈，亦成废人。盖此病毒由骨内而出，初焉不能作脓，迨至半年一载之后，身上微潮缓热，毒内痛如雀啄，多方补托，脓始得出，先流浊脓，次流血水，再次流黄水，经年不干。水之污浊，结而成管，管之污浊，结而成骨，其骨或二三排列一处，或长短大小不同。即用白降丹△、一条枪△拔出之法，其如病根深固，现在之骨虽去，未来之骨复生。欲疮收敛，则潮热发作，又起别病，不用收敛，则伤筋烂肉，腐臭生蛆，甚至三五年而不愈者。务只劝人调理饮食起居，保养气血。若外科之排脓十宣散△、托里消毒散△，非不可用，无如人参价重，久病恐不能继，惟多服四元汤△，毒亦有消之日。世人妄谓鬼神箭射者，非也。

脱 指 疽

此有缓急二种，缓者脱去指头一节，复脱二节，迨至五指脱尽，犹可得生。急者只脱本指一节，不过四十九日而死。盖缘素多痰火之人，先有湿热在内，阴阳欲脱，借指头以发其端耳。初起形如芝麻，不痛而痒，指头冰冷，其上一点黄红疱，四畔黑气侵淫，数日后痛彻心背，破流血水，臭恶难闻，即脱疽也。是为风淫之疾，或生在手，或生在足，但见青黑不痛，即以回阳膏△灸之，灸仍不痛，即便剜去之，剜仍不痛。但当保定良肉，内外交治，必得红肿有脓方吉。若急疔更要托出其毒，使之遍传五指，或可以保性命。所谓托出之法，如热毒甚者，清肺降火汤△；湿毒甚者，大秦艽汤△。能传经则生，不传经则死。其外治诸法见前。

蛇 头 指

初起与脱疽相似，但指头青黑而下节却红肿，满指虽痛，而肘臂却不甚痛。五善证多，七恶证少，旬日内有脓，脓出有黑点如蛇眼，即谓之蛇头指也。初用神灯照法，又于灵道穴上放开血路，以离宫锭子敷住毒之四围，出脓后，用熏洗针砭之法自愈。今有陈匡臣新传二方，专治阴阳两毒，取癞虾蟆一个，和生姜、草乌捣成饼。阴毒将饼贴于毒上，灯火炙之，痛者炙至不痛，不痛者炙至知痛方住。阳毒只要桐油调石灰罨上，其肿自消。此治一切无名肿毒皆验。

肠 痈 方

伤寒病愈后，觉得小腹隐痛，不可手按，是肠痈也。以醇酒煮红藤一握，尽醉饮之，后以紫花地丁、当归、大黄、芒硝、蝉脱、僵蚕、蜘蛛、蚯蚓为末，服二次自消。

疳 疮 方

在上者名上疳，下者名下疳，症与杨梅疮相似。总因湿热留积于中，郁而生火，火炽则疮甚。在妇人为阴疮，男人为蜡烛发。有因交媾传染而成者，或服炼丹房药石而致者，或瘝旷日久，色欲不遂而致者。始则尿涩，次流浊精，再次小便出血，阳物痛痒溃烂。法当疏利肝肾，泻火散郁。依杨梅疮例治之而不效，则依饮一溲二之消渴症，无不愈者。

顽 癣 方

湿热之浅者，不伤肌肉，只是皮外四围发痒，搔破流黄水，以醋磨五色灵药，搽之即愈。湿热之深者，癣上有顽皮，痛而且痒，搔破流水，以麻油调一条枪[△]搽之，再贴白膏药[△]。又方取青竹篾一片，烧着一头近火处，竹篾上有油，取油搽癣甚效，并治诸般癣疮皆效。

臁 疮 方

男人为裤脚发，女人为裙褶疮，疮有顽壳，长流黄水，痛痒难当。病未久者，以白膏药[△]贴之即愈，其已久者，每逢夏秋即发，任治不愈。甚至层层起壳，如松木皮者，以润肌膏加乳香、轻粉搽之。若老人有此，可免别病，只要勤洗，则不臭烂。又有以雄黄、轻粉，调麻油搽之者，亦止痛痒。

秃 头 疮

婴儿脑顶上有幞头疮①，原是美事。若五六岁，头上白屑重重，脓血淋漓，搔之痒而热者，以猪胆汁调坎宫锭子搽之，冷者，以烟店挤烟之油搽之。此是相火上冲，俟其天癸至后，其疮自愈。但愈而不生发，故人呼为秃头也。

汗 斑 方

火郁经络，则生汗斑、雀斑、粉刺，其人面色光泽，火有

---

① 幞（fú 扶）头疮：疮形如同头上裹了头巾。幞头，头巾。

余也。颜色憔悴，水不足也。泻火宜三黄汤△，补水宜归肾丸△。粉刺、酒刺，要挑破出血，外搽化腐膏△。汗斑、雀斑，用雄黄、硫黄、轻粉、黄丹、天南星、蜜陀僧为末，姜汁调搽。

黑 痣 方

黑痣、䵟黯①、靥②子，生在皮外，不痛不痒，亦缠络之火也。汉高祖左股有黑痣七十二枚，主富贵福泽。若女人眉目间有此，主贫贱忧戚。若欲去之，以白降丹点上即没。又方，以砒霜合水粉搽之亦没。

骶 尾 疮

生在长强穴上，肛门后穷骨尽处，疮似顽癣，痒不可当，搔破出血，痛不可忍，今年治愈，明年复发者。只取妇人马子桶洗净，盛火于内，先将艾汤洗疮，将疮向马子桶盖上坐定，火气吸疮毒下行，即时收敛，亦良法也。

---

① 䵟黯（gǎnzèng 赶赠）：面黑。䵟，皮肤黧黑枯槁。
② 靥：黑痣。

卷十　急救

《金匮》全书，无一非急救之法。而人最易犯者，则以饮食为先。市中卖物，不识来由，因而误食者有之，即明知其有毒，而贪于口腹者，亦有之。既入于胃，非法不解，此饮食之宜讲究也。至于缢死、卒死，以及水火、刀兵、服毒、劫难等事，间或有之。救其一人，即可保其全家，此诸症之更宜讲究也。但恐怆惶之中，不能如法调理，反讶此方无灵。盖亦思仲景之所以垂训后人者，非同纸上空言，必当日之尝试而尝效者，故记于书。其卒病篇不传于世，先辈犹为恨之，务又恶得而知之。然观其六经伤寒及杂病治法，皆已讲明于前，不待怆惶而始晤也。夫上医医国，中医医人。今将急救诸方条列于后。

《金匮》解毒方

师曰：凡饮食滋味，有与病相宜，有与身为害。若得宜则益体，害则成疾。以此致危，例皆难疗。凡煮药饮汁以解毒者，虽云救急，不可热服，以诸毒得热则甚，宜冷饮之。

凡六畜疫死，不可食之。肉落地不着尘，落水而自浮者，不可食。炙肉不干，见水火而自动者，不可食。肉中有如珠点者，不食。热血不断者，不食。马鞍下肉，不食。啖蛇牛，不食，皆害人也。羊肝不可同生椒食，猪肉不可合胡荽食，犬肉不可合青菜食，兔肉不可合鳖食，鳖肉不可合苋菜食，生葱不可合蜜食。鸟死口不闭，翅不习①者，不食。鸡有六翮②四距③者，不食。鱼头上白点如连珠者，不食。鳖凹陷，腹下有王字者，不食。食肥肉热羹，不可饮冷水乳酪，饮之泄泻，变白虫。春秋二时，龙带精入芹菜中，人食之，手青腹胀，痛不可忍，服饴糖即解。菜中有水莨菪，叶圆而光有毒，误食令人狂乱、吐血。钩吻与芹菜相似，食之杀人。凡饮酒食肉，卧秫稻穰中则发黄，醉后不可针灸，及不得冷水洗浴。凡犀角搅饮食有沫出者，知有毒也。

防 食 毒

屋漏水不可烹茶，泽中死水不可炊饭，花瓶中水不可煎药，污井中水不可煮汤。锡器赘烧酒有毒，煤炭煮河豚鱼有毒，鳖颈下圭骨有毒，虾蟆腹内浮泡有毒，风犬肉有毒，孔雀血有大毒。凡煮野兽，须用芦茅根，可辟臊气，且能解毒。食土菌野菜，必加甘草、贯众，预辟其毒。务按：世间食物甚多，必烹调合法，乃免灾危。故圣人谓色恶不食，臭恶不食，失饪不食，不时不食，皆教人防患于未然也。

解 诸 物 毒

生葱解盐卤毒，盐解虫毒，麝香解瓜果毒，瓜解酒毒，大蒜解蔬菜毒，菜解鼠毒，冷水解花椒毒，椒解蛊毒，紫苏解鱼鳖毒，麻油解肉脯毒，米醋解野菜毒，沙糖解蛇虫毒，丝瓜解牛肉毒，甘蔗解煤炭毒，豆豉解鱼脍毒，饴糖解丹铅毒，白矾

---

① 习：重叠。此即鸟翅不能收合。
② 翮（hé 合）：禽鸟的翅膀。
③ 距：鸡爪后面突出像脚趾的部分。

解莽草毒，绿豆解草乌毒，地浆解硫黄毒，豆腐解水土毒，槟榔解烟瘴毒，猪膏解斑蝥毒，杏仁解风犬毒，忍冬解土菌毒；防己解雄黄毒，金汁解信石毒，螃蟹解漆毒，酱解肉毒，茶解药毒，黑豆解酒毒，青果解河豚毒。《遯斋闲览》云：海南有石首鱼，取其脑骨为盘，毒物入内，盘必爆裂。又犀角杯盛物有沫出者，知其有毒。

解砒霜毒

砒即信石，后世呼为人言，升炼为砒霜，大热大毒。人有负气而服此求死者，初下咽时，即令探吐为上。若过半日，即用雌鸭斩头，将鸭颈塞入口内，鸭血灌满胃中，毒气不得发作，随用黑铅磨汁灌之，铅与鸭血里裹住砒毒，再用地浆煮大黄泻下。又地浆擂生绿豆汁，饱饮可解。又牛、马、猪、羊等血皆解。但解后要忌盐一月，并不可食辛热等味。

解铅粉轻粉诸药石毒

黑铅升炼为脂粉，水银升炼为轻粉，皆有大毒。吞入胃中，能断人肠，欲寻自尽而服此者最多。下咽未久，即令吐出，吐之不尽，则用地浆和解毒药攻下。《游览方》云：凡毒入腹不得出者，以葱白和蜂蜜煎汤饮之。蜜与葱相反，令人泄泻，毒从大便而去。泻后再服化毒丹，可免后患。此法解银砵、腾黄及诸丹石等毒，皆良。又方，以人屎烧灰为末，冷水调服，能解丹石药毒，并鸟兽、草木一切等毒。

解莽草毒

广西山中有胡蔓草，小者名断肠草，大者名火把草，人以急水吞之则急死，缓水吞之则缓死。一道人教服猪油一碗，其人即吐，毒从猪油而出。又磨刀水吞化毒丹，可解。又黄连甘草汤亦解。又荠苨、青黛、贯众、雄黄为末，冷水吞下，能解一切杂草野菜等毒。又救饥方，教人嚼贯众三五口，往山中寻草根食之，既可充饥，并无疾病。

解土菌毒

菌虽草木余气所生，亦有蛇虫恶气所注者。春夏之交，各处皆出土菌，惟面上起斑点，脚小而长者有毒。乡人食之，腹内闷乱，久即断肠。随用灶心土调冷水饮之，可解。毒之重者，掘地一穴，将中毒人埋于其中，留头在外，以麻油一盏，吞化毒丹三钱，或服荠苨、青黛、贯众末，亦可。

解煤炭毒

北人日以煤炭炊饮，夜以煤炭炕床，薰染其毒，不知不觉而成病者。但饮金汁可解，或食雪梨、甘蔗、荸荠亦解。然与其求解于既病之日，何如防患于未病之先。今后食煤炭所炊之食，或含冷水数口，睡炕床要开窗棂，透出毒气。能减煿炙厚味，自无疾病。

解瘴气毒

粤东瘴气甚厉，行人于路遇之，即以头钻入土中，俟瘴过去乃出。然彼处山岚海潮常有，流氛余毒，人不能免。必嚼槟榔芦子，吐去红水一口，以辟瘴气。又甘草、绿豆、白蜡擂水，取滤浓汁，饱饮一顿，亦辟瘴气。又金汁、雪水，以及水果酸寒之味，皆消瘴毒。夜间宜宿楼上，以避潮湿。

解 药 箭 毒

《登坛必救》云：敌人以草乌炼成射网，染箭头，射猛兽即死。人遭其毒，即浸粪坑中，留头在外，多啜麻油，食荸荠、黑豆、香菜度日。但得不死，乃提出粪坑，先服麻药，拔去箭镞，近镞之肉，俱要剔开，骨上亦要刮净，解醒麻药，食白蜡、白糖、木耳、甘蔗等物。余症俱照前外科例治。

解 蛊 毒

交广人有养蛊嫁蛊之术，阴埋其毒于饮食中，人食其物，腹内绞痛，面目青黄，嚼生豆不知腥，嚰白矾而觉甘者，即是中毒。其毙有十数种，要知其为何蛊，即以所畏之属解之。如雄黄、青黛解金蚕蛊，白矾、细茶解挑生蛊，朱砂、刺猬解马前蛊，石青、槐花解鸦丝蛊。凡养蛊之家，堂屋洁静无灰尘，彼之所以为此者，欲以固结人心，依彼则生，不依则死。若食彼家之物，必嚼化毒丹，乃无后患。

解 土 煞

南方人正土邪，凡起工构造，以及嫁娶、出殡、葬坟、动土等事，必有煞气。犯其煞者，口鼻出血，狂乱躁扰，骂詈不避亲疏，二日即死。救之者，取雄鸡冠滴血涂于腼①上，焚香叩地，取净水一碗，黄纸一片，朱砂笔书：中天星主，北极紫微大帝照临。再焚香叩地，默颂：当今皇帝万岁万万岁赦免。将黄纸烧化于水碗内，以水洒病人之面，即时救活。可知圣人

① 腼（miǎn 免）：脸面。

在上，诵其号而诸邪退伏，何况身沾德泽，有不万物并育者乎？

救 卒 死

《金匮经》曰：尸厥脉动而无气，故静而死也。原注云：以菖蒲屑吹入鼻中，又以桂屑着舌下，如不苏，剔取左角发，方寸烧灰，酒调灌入喉中，灸百会穴。董奉谓此证宜灯火焠四肢，气自转。又曰：卒死而壮热者，以雄鸡冠血涂其面，薤菜捣汁灌鼻中。卒死而目闭者，骑牛临其面，吹皂角屑入鼻中。卒死而四肢不收者，煮酒灌口中，灸中脘、关元穴。客忤卒死，返魂汤主之。原注云：即麻黄汤，加乌梅、雄黄、吴茱萸。

救 尸 厥

人有夜眠魇死，僵直如尸，或是痰厥气厥，中暑中风，皆有此候。彼时牙关紧闭，呼吸全无，但两手握拳，脉动无气，胸前微温，大小便不脱者，是为闭症。即以姜汤化金液丹，撬开牙关灌之。又以翅毛入喉中探吐，透出痰涎，其人即苏。又陡然发病而死者，以菖蒲、艾叶、葱白、生姜捣烂，炒热熨其遍身，亦苏。若口开、手撒、遗尿、鼾声、面青黄者，真不可救。

救 缢 死

自缢死者，心下微温，虽半日已上，犹可救之。所缢之绳不可截断，但解梁上之绳，看其天突穴未坏，即令一人抱坐，紧塞前后二阴，勿令泄气，一人高坐，将两脚踏缢者之两肩，揪其头发向上，一人按摩其胸腹捻掐之，一人揉将其手足屈伸之，两人以小管吹其两耳窍，捻整喉咙，略略松绳，旋以开关散吹鼻。若气不转，针缺盆、中极穴，或以辣椒根捣汁，和雄鸡血灌入喉中，亦能接气。再揉再吹，后乃松绳。救半日之久，其气自通。先师用此法救活数人，务见一次。

救 溺 死

将溺人覆卧于牛背上，牵牛行动，则水从口鼻而出，俟水出尽，然后安放地上，四围用灶灰罨之。又以竹筒一个，烧纸于内，将筒吸腹脐上，冷则再吸。其人口鼻出血者，令人以小管吹气，如救缢者之法，先吹开关散。有亲人者，口吹接气，无亲人者，以鹅嘴灌气，针秩边穴，按摩胸腹，吹吸半日之久，其气自回。

救 喝 死

人于暑月中喝而死者，不宜安放阴冷所在，以喝遇阴则伏而不出也。任其倒于何处，只用路上热土，罨于喝人腹脐上，令行人撒尿于脐中，五六人尿之，其腹自温，喝气随出，元气自回。回后以滚酒饮之，或饮乌梅汤亦可。

救 冷 死

凡冷死之人，不可大火薰焙，又不可沃以热汤，惟宜厚被盖护，温暖床上，令人摸擦四体，针水沟穴，推拿背上俞府各穴道，灸囟会、天庭穴，灸得艾气入脑自苏。能饮酒者，随灌烧酒一二杯。

救 汤 火 伤

人被火烧，或被汤泼，切不可沃冷水，以冷则热毒不出也。

其伤之轻者，只取尿垢敷之，或伤处起疱，以桐油调五色灵药敷之。若遍体受伤，必用泼火散，其方用大黄煎汁，石膏烧红，淬于汁内，三烧三淬为末，可以内服，可以外敷。未破者麻油调搽，已破者干掺之。又桐子花汁能解火毒，腊肉亦解火毒。若重伤而食少无眠者，是痛伤气也，宜服补药，而俗人谓此症无补，必变凶危。

救 狼 虎 伤

人不为虎狼害命者，必用力与之相斗，始能逃得性命。救此与救斗殴同法，或有瘀血，或气喘上奔，或心惊胆怯，先灌麻油一二碗，俟神魂安定，然后以好酒和猪血、五灵脂，使其尽量醉饮，其人醉得昏沉，乃可刮骨疗病。伤处青肿者，放开血路，摩活经络，以猪肉汤洗去毒气，烧青布烟薰之，内服消风败毒，外敷金黄散。或以麻雀屎敷之。口渴饮沙糖水，烦躁服葛根汤。再用夹纸膏，护疮口，避忌风寒。

救 蛇 蝎 伤

南方蛇毒，北方蝎毒，二物咬人，皆作肿痛，不急治之，亦能害命。其蛇伤一处者，不可行动，但浸流水内，砭出恶血，刮去其毒，外以尿垢敷之，或以雄黄搽之。其蝎伤一处者，亦针去瘀血，外以芒硝、大蒜敷之，中留一孔以出毒气，或以青黛搽之。若治后仍不愈，再换前药，为护灸法，内服黄连解毒汤。若有杂病，照依疮科例治。

救 疯 犬 伤

凡犬舌出不收，涎流不止，垂尾拖地，不吠而咬人者，即是疯犬。被其咬者，头上有红发一茎，痛入骨髓，腹内如虫啮，后生小犬杀人。即于受咬时，拔去红发，砭去恶血，人尿洗之，青黛、明矾敷之，内饮马前子汁可解。又南星杏仁汤亦解。又糯米炒斑蝥为末，冷水调服，利下恶物为验。

救 诸 虫 伤

夏秋时人被虫螫，即时肿痛。蜂螫用桐油解，蚕螫苎叶解，蝎螫白矾解，鼠咬猫涎解，蜈蚣咬雄黄解，蜘蛛咬盐卤解，蚯蚓咬石灰解，斑蝥咬猪油解，壁蟢咬沙糖解。凡水里虫毒，用巴豆解。山上虫毒，用蜂蜜解。木上虫毒，用白矾解。草上虫毒，用青黛解。凡虫咬伤之极肿痛难忍者，用大蒜捣膏敷上，灯火炙蒜上甚良。

救 水 灾

春月蛇与雉交，生蛋于岩穴，雷声大震，蛋即入土三尺，六十年后能变化成蛟。常作砍砍之声，山鸣谷应。遇蛟龙起蛰之时，彼即乘其势而冲堤破圻[1]，洪水横流，人物皆被其害，南人呼为出蛟是也。自后于山间，知有砍礴[2]之声者，聚集多人，跐[3]访出声所在，用心挖掘，必有鬼怪情形，锄而杀之，可免日后蛟水之患。昔许旌阳祖□斩蛟，实有其事，至今江省德之。

救 火 灾

人烟凑杂之区，宜多设赘水桶，遇有火发，多摆长梯于屋

---

① 圻（qí 其）：山旁边的石头。
② 礴（bō 波）：石头。
③ 跐（cǎi 踩）：追踪。

外，壮丁站梯顶上，轮流送水扑灭之。若火势太甚，则间一二家截断其路。而截火之法，去其屋角桁①条，则火焰上出，不致横冲四射。又移梯挽水扑之，则可保全邻舍。窃慨今人，平日不肯结砌砖墙，及遇火发，一心只晓搬运货物。若待傍人来救，虽有撩钩灭火之具，终属有名无实，所以长街曲巷，竟成焦土，更可叹也。今特劝人未雨绸缪，自己小心火烛，可免此患。

救 旱 灾

《内经》谓：地气上而为云，天气降而为雨。务尝在大华山，见山底下落雨，而岭上晴明，可知雨自半天而下也。地气当交天则为霖雨，不交则为亢旱，原其不交之故，久晴则壮阳刚燥，燥极则生风，地气欲上升，而为燥风隔断，所以不得交天而无雨也。天既不雨，人亦无可如何，惟有祷于名山大川，其磅礴之气，必有御灾捍患之神司于其间。官兹土者，省躬克己，率同百姓，虔诚拜祝。所谓至诚感神，则燥风可息，而膏泽可下矣。若夫法师僧道之禳灾设醮，此不过奉行故事，无足尚矣。

救 禾 苗

蝗生九十九子，有一处积聚五六升者、二三斗者，其生长飞动，则遮天蔽日，所过之处，麦苗皆死。此有一法可治，土人寻其生子所在，先时挖掘，聚而焚之。官府设立赏格，土人邀集掘蝗会，可尽根株。若螟、螣、蟊、蟘②食苗之根、叶、

---

① 桁（héng 横）：梁上或门框、窗框等上的横木。
② 螟螣蟊蟘（míngténgmáotè 明腾毛特）：指食苗的害虫。《尔雅·释虫》："食苗心，螟。食叶，蟘。食根，蟊。"

茎、心、者，无法可处，必官府清廉爱民善政，可以格物。西风一扫，螟螣皆消。此朱文公守南康，往事其可法则乎。

救 牛 灾

不论黄牛、水牛，皆能种植六谷，以供人之饮食，理宜牧养爱惜，保其天年。无奈乡人不知此理，早晚催之用力，日则暴于炎热之中，夜则卧于卑湿之地，湿热积久而生疾病，不食水草，而尤催之用力，旦夕死矣。救之者，养于宽间之处，彼又不食荤腥，只好灌以米泔、盐水、绿豆、芝麻汤之类。若是热病，必眼赤鼻干，舌燥涩，张口喘气，则用大剂凉药解之。若是湿病，必头低耳垂，尾不动，毛骨竦然，则用大剂温药救之。曾见《牛马经》，用药夹杂，其无补于事也。审矣！盖天下之至贱者牛力，而天下之至贵者牛身。

国家郊天①祭地，享②圣人，必□太牢③，则其不同于凡兽也。更审矣！

救 劫 难

人惟罪大恶极，暋④不畏死，乃为强盗。此不可与之相较，只可好言哀求，一切货物任其劫去，留得性命足矣。务先人被劫五次，至曾祖石夫公，官四川按察司⑤，言及强盗，尽法诛之。卒赴□大明之难，其李闯、张献忠之群盗，当日何能幸免，

---

① 郊天：祭天。

② 享：贡献。

③ 太牢：古代祭祀，牛羊豕三牲具备谓之太牢。

④ 暋（mǐn 闵）：强横、顽悍。

⑤ 按察司：官名，是元朝、明朝、清朝设立在省一级的司法机构。

并其子孙尽绝，而曾祖蒙恩特赐忠臣庙宇，春秋祭祀。务等含哺鼓腹于光天化日之下，夜不扃①户，至今子孙蕃盛。可知作善降祥，作不善降殃。此夫子之以尚德许南宫适也夫。

---

① 扃（jiōng 炯）：关闭；上闩。

校注后记

一、作者生平考

作者陈当务，字惠民。根据原书〔清乾隆五十年乙巳（1785）惠民堂刻本〕序言和书中内容提供的信息，可知陈氏乃抚州（今江西临川）人，生活于清代康熙至乾隆时期，寿逾70岁。书中记载，陈氏为明朝忠臣之后，其性朴直，好学善文，如序言中称其"性朴直，落落不合于俗，作文章简古深纯"。后因家道落寞，放弃仕途，闭门习医数十年，治学严谨，博览群书，穷究医理，自《内经》《金匮》《本草》至各大家医书，无不精研，同时善于实践，吸收古代医家及同时代名医之经验，学验俱丰。

陈当务撰有《医学四义》，共三十二卷，为《证治要义》《内经纂义》《金匮晰义》《本草条义》。除《证治要义》外，其余3本未见刊印。根据书中序言所载，作者约于乾隆二十八年（1763）完成了《证治要义》十卷的撰写，成稿后，前任江西巡抚汤聘（字稼堂）欲将其出版，但陈氏婉拒，复经3次修改，历时9年，最终由其友人于乾隆四十年（1775）刊刻出版。全书约15万余言，内、外、妇、儿各科均有涉及，语言通俗易懂，纲目清晰，"能使不知医者，亦能知病之原委"（见戴第元叙）。据书中记载，在该书的撰写过程中，还得到了当地医家及作者友人的帮助，如任暻（字素思）、陈胜玉（字俊臣）、好生堂道人赵耕心以及南昌殷吉人，或对书中内容作点评，或对文字进行校对，或提供经验方收录，可以说《证治要义》的撰著出版聚集了众人的智慧与心血。

二、版本源流考

根据《中国中医古籍总目》所载，目前《证治要义》的流传版本有清乾隆四十年乙未（1775）刻本，现藏于故宫博物院图书馆，还有清乾隆五十年乙巳（1785）惠民堂刻本，现藏于辽宁中医药大学图书馆、上海市图书馆、上海中医药大学图书馆。

故宫博物院图书馆藏本的《证治要义》，由于种种原因未能见到，版本情况无从知晓。

上海市图书馆藏本，即 1785 年惠民堂刻本，共 10 册，保存完好，版本刊刻清晰，字迹工整。

辽宁中医药大学图书馆版本亦为 1785 年惠民堂刻本，内容与上海市图书馆版本基本一致，仅有一页错装。

上海中医药大学图书馆版本为残本，扉页处亦显示为"抚州陈当务初集，乾隆五十年重镌，惠民堂藏版"。原书 3 册，内容仅为卷一至卷七，卷八至卷十缺。此版本破损程度较严重，因此书中每页均有衬纸修复。

三、学术影响考评

1. 严谨治学重实践

陈当务撰《证治要义》，治学严谨，以《黄帝内经》为祖，效法仲景，精研后世诸家之说，结合自己的临床实践经验，并虚心问道于师友及民间医生，崇古而不泥古，博采众长，融会贯通，有所发挥。陈氏主张中医理论与实践经验的密切结合，强调实践对理论的验证作用，突出临床实效，做到知行合一。

《证治要义》书成之后，请前任江西巡抚汤稼堂作序，汤稼堂欲将此书刊刻出版，但陈当务却推却不肯，曰："习儒不精，仅误自己；习医不熟，则误他人。""将医道之微茫，必待老成而始炼达耶。"由此可以看出陈当务的谦虚与谨慎。后来，他又用9年时间，将《医学四义》改订3遍，才最终定稿，完成此《证治要义》已年过古稀。从这里便可看出其治学之严谨，品行之高尚。医道艰辛，但其有坚忍不拔、毫不懈怠的毅力，穷年苦学，博览搜罗，才能有所成就。

《证治要义》所述治法方药，皆是经过陈当务实践证明切实有效的中医疗法。陈氏博采众家之长，躬身实践佐证，"集古人证治，再次集今人新方"载于书中，刊刻于世，目的是为了提高疗效，救人疾苦。

2. 效法仲景有发挥

陈当务的《证治要义》对仲景方药有广泛的运用。效法仲景，并有所发挥，应是《证治要义》的主要学术思想。陈氏一是对《伤寒论》《金匮要略》中辨证思想进行发挥和拓展；二是运用仲景方药于临床各科，或原方原药，或略有损益。对仲景学说有传承又有发挥，有运用又有弘扬。

如在论治小儿发热时，陈当务宗仲景六经辨证立意，将发热分为太阳经发热、少阳经发热、阳明经发热和三阴经发热等几种，分别论治，并告诫后学："外感证候甚多，必读《金匮》全书，乃得其解。"再如对《金匮要略》中"语声寂寂然喜惊呼者，骨节间病；喑喑然不彻者，胸膈间病；啾啾然细而长者，喉中病"一段，陈氏结合临证实践提出闻声音辨别病性的经验，这对仲景原文的涵义有所阐发，有所拓展，对于闻声诊病也有一定的借鉴作用。另如在对产后病论述时，陈氏认为，轻症可依《金匮要略》当归生姜羊肉汤、枳实芍药散、抵当汤等法治之，若遇重症时，给出"交骨不开者，酒磨鹿角醉饮""胎已离经者，烧酒研凤仙花子饮之"等诸多建议，这充分体现了陈当务临证既效法仲景，又尽心穷究，访古纳今，寻求新方，为后人留下了宝贵的经验。

3. 辨证施治善变通

陈当务重视辨证施治，辨证施治是他一以贯之的学术思想，这在《证治要义》首章即"辨证"，次章即"论治"的编排中，就有所体现。陈氏将各家之长与自己的临证经验相结合，归纳总结了脏腑辨证、八纲辨证、病性辨证、五邪辨证、六经辨证等多种辨证方法，另有李东垣、朱丹溪、张景岳等诸家辨证经验为陈氏所用，陈氏尚有"辨鼻准"一法，独具特色。多种辨证方法使其在诊治疾病时能变通使用，察病机，明病性，辨病位，辨证施治，立法无误。

在施治时，陈氏治疗一病不拘于一法，往往能有数法可取，为求疗效而随机择法，圆机活泼，善于变通，灵活处置。如治疗腹痛，可根据准确辨证进行施治，若遇妇人腹痛有瘀血者，轻则桃仁承气汤，重则抵当汤。一般人如外感痧瘴者，用藿香正气散；饮食所伤，用六和汤；湿邪所伤，用涤痰汤；寒邪所伤，用小青龙汤；热邪所伤，用凉膈散等等。若遇小儿腹痛，不肯内服汤药，可以用按法、揉法、温法、熨法、灸法、拔罐法等外治之法。若药品难得，或无法应急购得，可选用花椒、葱白、生姜、食盐等家中必备之品来愈病。种种治疗方法均可以治疗腹痛，就病情所需，变通使用。另外，陈氏治病，不仅方法灵活多变，而且其辨证用药，对于药物的用量也善于变通。《证治要义》中所涉及的古代名方就近 400 首，其余验方、单方也不在少数，但其用方多不载药量，有时用古方亦非原方原药，告诫后人要知常达变，灵活用药。

4. 集验专科精温病

陈当务不仅善于治疗内科杂病，而且其在妇科、儿科、外科、急诊等专科证治方面也积累有丰富经验，施术得心应手，临床疗效卓著。

妇科证治，陈氏首重调经，调经之法又首在理气，指出："先顺其气，气行则血行，气止则血止，有余者泻之，不足者补之。"同时在妇科带下、胎产等方面也具有独到经验。儿科证治，陈氏从小儿初生时的拭口、断脐、藏胞衣等，到儿科常见病的防治，广征博引，详细解析，说"变蒸"之妄，批"惊风"之误，且思想开明，劝人养女，并对痘疹的辨治颇有心得。外科证治，陈氏以"诸痛痒疮，皆属于火"立论，将"心火"列为外科病的首要病因，述五脏见症、疮家禁忌，论脏腑虚实、邪正盛衰，辨五善七恶及肿、痛、痒、脓，列针灸砭镰、丸散膏丹等，无所不详，拿来可用。急救诸篇，乃救人性命于万急，陈氏罗列诸解毒法，救急之策，单刀直入，简洁明了，以解救人性命为首要目的。

陈氏在各科的诊治上，都有其丰富的经验和独到的见解，而其对温病的辨证治疗更是独树一帜。《证治要义》专门论述温病的病因病机、治法方药，首辨温病非热病，指出"温即瘟也，又名疫疠"，在剖析温病的病因病机时，有一论瘟疫、二论瘟疫，乃至七论瘟疫。陈氏认为温病病因为内外合邪，与伤寒有别，内邪为冬不藏精所致的精神外泄，以及饮食不调所致的脾胃受伤，使得"人元气本虚"；外邪为"水土不正之气"，分为水毒、气毒、热毒和湿毒。陈氏又将温病分为风温、湿温两大类，分别论述脉法和治疗，并根据治疗之后的脉象来判断疾病的预后。此外，陈氏十分重视疫病的防治，认为阻断疫病传染，不能仅仅局限于药物治疗，而要采取多方面的综合措施。

从预防外邪，到探病、防护，再到辨证治疗，均有实用、便捷的方法列出，使人易于掌握。

5. 内病外治长食疗

重视和擅长内病外治和饮食疗法，应是陈当务临证经验的一大特色。《证治要义》中载有大量外治方法，描述平白，使用方便。其内病外治法涉及敷贴法、摩法、熨法、灸法、拔罐法、焠法、掺药法、熏法、砭法、针法等数十种，几乎每一病皆有，甚至一病可有多种外治法，如腹痛一病，便有熨法、敷贴法、灸法、拔罐法4种；治瘟疫有砭法、针法、敷法、熨法、刺法5种之多。

除内病外治法之外，陈氏精研药食同源之理，尤擅食疗。全书内、外、妇、儿、急救诸篇中，无处不有食疗。在具体治疗疫病、痘疹的同时，陈氏均有"调理饮食论"单独列出；又如治疗妇人经期不行、白带等疾病，均有食疗方法载于书中，可见陈氏对药用食物亦是了如指掌。

总之，《证治要义》理法方药完备，学术经验丰厚。陈当务重视实践，博采众长，做到知行合一，具有严谨的治学精神。陈氏注重对仲景学说的传承和运用，并有所发挥，主张辨证施治，善于变通。全书展示了陈氏在妇科、儿科、外科、急诊等专科证治方面的丰富经验，对温病的防治也有独到见解，书中的内病外治和饮食疗法更是琳琅满目，且简廉方便，切合实用。

总 书 目

本　草

鼎刻京板太医院校正分类青囊药性赋

方　书

医便

卫生编

袖珍方

内外验方

仁术便览

古方汇精

圣济总录

众妙仙方

李氏医鉴

医方丛话

医方约说

医方便览

乾坤生意

悬袖便方

救急易方

程氏释方

集古良方

摄生总论

辨症良方

卫生家宝方

寿世简便集

医方大成论

医方考绳愆

鸡峰普济方

饲鹤亭集方

临证经验方

思济堂方书

济世碎金方

揣摩有得集

岖斋急应奇方

乾坤生意秘韫

简易普济良方

名方类证医书大全

南北经验医方大成

新刊京本活人心法

临证综合

医级

医悟

丹台玉案

玉机辨症

古今医诗

本草权度

弄丸心法

医林绳墨

医学碎金

医学粹精

医宗备要

医宗宝镜

医宗撮精

医经小学

医垒元戎

医家四要

证治要义

松厓医径

济众新编

扁鹊心书

V